中华医学健康科普工程

# 女性更年期保健新说

## 更年期和绝经后女性的绝经激素治疗

主编 郁琦 任慕兰

中华医学电子音像出版社
CHINESE MEDICAL MULTIMEDIA PRESS
北京

图书在版编目（CIP）数据

女性更年期保健新说. 更年期和绝经后女性的绝经激素治疗/郁琦，任慕兰主编. —北京：中华医学电子音像出版社，2020.5

ISBN 978-7-83005-303-1

Ⅰ.①女…　Ⅱ.①郁…②任…　Ⅲ.①女性—更年期—卫生保健—问题解答　Ⅳ.①R173.4-44

中国版本图书馆 CIP 数据核字（2020）第 059601 号

女性更年期保健新说——更年期和绝经后女性的绝经激素治疗

NVXING GENGNIANQI BAOJIAN XINSHUO—GENGNIANQI HE JUEJINGHOU NVXING DE JUEJING JISU ZHILIAO

主　　编：郁　琦　任慕兰
策划编辑：史仲静
责任编辑：宫宇婷
校　　对：龚利霞
责任印刷：李振坤
出版发行：中华医学电子音像出版社
通信地址：北京市西城区东河沿街 69 号中华医学会 610 室
邮　　编：100052
E - mail：cma-cmc@cma.org.cn
购书热线：010-51322675
经　　销：新华书店
印　　刷：廊坊市团结印刷有限公司
开　　本：850mm×1168mm　1/32
印　　张：7
字　　数：130 千字
版　　次：2020 年 5 月第 1 版　2020 年 5 月第 1 次印刷
定　　价：34.00 元

# 编委会


**主　编**　郁　琦　任慕兰

**副主编**　陈　蓉　张淑兰　张绍芬

**编　委**（按姓氏笔画排序）

丁　岩　新疆医科大学第一附属医院

马　颖　中国医科大学附属盛京医院

王世宣　华中科技大学同济医学院附属同济医院

王惠兰　河北医科大学第二医院

史惠蓉　郑州大学第一附属医院

吕淑兰　西安交通大学医学院第一附属医院

任慕兰　东南大学

阮祥燕　首都医科大学附属北京妇产医院

阴春霞　长春市妇产医院

李佩玲　哈尔滨医科大学附属第二医院

杨　欣　北京大学人民医院

吴　洁　南京医科大学第一附属医院

张学红　　兰州大学第一医院

张治芬　　杭州市第一人民医院　杭州市妇产科医院

张绍芬　　复旦大学附属妇产科医院

张雪玉　　宁夏医科大学总医院

张淑兰　　中国医科大学附属盛京医院

陈　蓉　　北京协和医院

林　元　　福建省妇幼保健院

郁　琦　　北京协和医院

金敏娟　　湖州市妇幼保健院

周红林　　昆明医科大学第二附属医院

徐　苓　　北京协和医院

徐克惠　　四川大学华西第二医院

郭雪桃　　山西医科大学第一医院

唐良萏　　重庆医科大学附属第一医院

符书馨　　中南大学湘雅二医院

惠　英　　北京医院

舒宽勇　　江西省妇幼保健院

谢梅青　　中山大学孙逸仙纪念医院

雷小敏　　三峡大学仁和医院

潘　伟　　中华妇产科杂志

穆玉兰　　山东省立医院

## 参编人员（按姓氏笔画排序）


| | |
|---|---|
| 王丽平 | 东南大学 |
| 王欣艳 | 中国医科大学附属盛京医院 |
| 邓卫平 | 江西省妇幼保健院 |
| 白敬兰 | 北京中医药大学东直门医院 |
| 包 蕾 | 中国福利会国际和平妇幼保健院 |
| 乔 林 | 四川大学华西第二医院 |
| 刘 洋 | 昆明医科大学第二附属医院 |
| 刘晓燕 | 东南大学附属中大医院 |
| 刘梅梅 | 哈尔滨医科大学附属第二医院 |
| 江 娟 | 武汉市第三医院 |
| 孙 艳 | 福建省妇幼保健院 |
| 杜 鹃 | 首都医科大学附属北京妇产医院 |
| 杨书红 | 华中科技大学同济医学院附属同济医院 |
| 李 娜 | 山东省立医院 |
| 李 涛 | 山东省立医院 |
| 李 霞 | 郑州大学第一附属医院 |
| 李秀琴 | 中国医科大学附属盛京医院 |
| 张云霞 | 东南大学附属中大医院 |
| 林 琳 | 新疆医科大学第一附属医院 |
| 欧阳运薇 | 四川大学华西第二医院 |
| 罗 辰 | 中南大学湘雅二医院 |
| 罗爱月 | 华中科技大学同济医学院附属同济医院 |

周　扬　　西安交通大学医学院第一附属医院
姬萌霞　　北京协和医院
黄　坚　　杭州市第一人民医院　杭州市妇产科医院
曹　媛　　郑州大学第一附属医院
崔亚美　　首都医科大学附属北京妇产医院
董晓瑜　　河北省胸科医院
廖德华　　中山大学孙逸仙纪念医院
潘　景　　昆明医科大学第二附属医院

# 内容提要

“中华医学健康科普工程——女性更年期保健新说”系列丛书旨在为大众普及女性更年期和绝经的相关知识，解决大众的困惑和误解，包括《女性的生理和衰老的奥秘》《更年期和绝经对女性健康的影响》《给更年期和绝经后女性的健康建议》《更年期和绝经后女性的绝经激素治疗》。本套丛书由郁琦教授和任慕兰教授主编，骨干作者均为中华医学会妇产科学分会绝经学组成员。《更年期和绝经后女性的绝经激素治疗》一书对更年期和绝经后女性绝经激素治疗的问题进行了梳理，选取其中最具代表性的问题，以问答的形式为读者提供科学的解答，主要内容包括绝经激素治疗的起源和历史变迁、绝经激素治疗的适应证和禁忌证、绝经激素治疗的慎用情况、绝经激素治疗的安全性、特殊人群的激素治疗、更年期绝经激素治疗的其他益处、如何进行绝经相关激素治疗及接受绝经激素治疗的注意事项等。本套丛书编写视角新颖，科学性、权威性、实用性强，适合广大关心女性健康的读者阅读。

# 前 言

通常人们把学术性较强的书籍称为“阳春白雪”的小众读物，乃因其阅读对象多为具有该专业领域一定学术水准的从业人士，其中的专业术语和机制探讨，即使同为科技工作者或在另一个专业已有很深造诣者，但只要是非本专业人士，读之往往也如云山雾罩，不明所以；与之相对应的，就是所谓的“下里巴人”了，这就是针对大众的科普读物，虽然从表面上看，这类读物并无高深的原理，但对于无法看懂“阳春白雪”的大众来说，却是不可或缺的。

对于科普读物，有 2 件事情至关重要。首先要准确，科学普及不是信口开河，这是因为科普读物针对的是不具备本专业知识、没有分辨正确与否能力的大众。对于专业读物，专业人士可以相互争鸣，进行学术探讨；但对于科普读物，准确性是其生命，每一个建议，每一项分析都必须言之有据。其次要通俗，科普读物与专业读物的最大区别，就是要将深奥的道理用非专业人士能够看得懂的语言说明白，使其能接受。

绝经，用大众的语言来说，应该是“更年期”，也是一个需要每一位女性都要深入了解的事情。因为在现阶段，绝大多数女性的寿命大大延长。由于我国 20 世纪 60 年代初开始，出现了持续 10 余年的人口出生高峰，因而现在进入了一个“更年期”的高峰。据估计，目前每年有逾 1000 万女性进入更年期状态，全国已有 2 亿以上年龄在 50 岁以上的女性，而且由于人口老龄化，老年女性在总人口中所占比例也逐渐升高。

绝经的根本原因是女性卵巢的衰竭，从而失去了依赖于卵巢的两大功能——生育和分泌雌激素。生育对于这个年龄段的女性，不论从何种角度来说都是不适宜的，而雌激素缺乏所带来的危害却不为众人所知。对于更年期，在大众中普遍存在的看法是：绝经不是病，更年期各种不适扛一扛就过去了；在许多专业人员，甚至是医务工作者眼里，绝经也被认为是一种生理现象，是不需要干预的。那么，作为一位女性，是否有一个阶段不需要雌激素？年龄到了 50 岁以后，雌激素就没有用了吗？现代医学的发展早已告诉我们，雌激素缺乏所带来的影响是广泛而深刻的，从更年期开始的各种不适症状，到 55～60

岁开始的各种萎缩问题，以及老年期出现的骨质疏松和心脑血管疾病，甚至神经系统的退化，都与雌激素的短期、中期和长期缺乏有着密切的关系。所以绝经虽然不是病，却是众多老年慢性代谢性疾病的诱发因素，更是各种更年期症状的直接原因。

对于中国的普通大众而言，医学基本知识是较为欠缺的，对于绝经和激素的相关知识尤甚。一项调查指出，了解绝经是由于卵巢衰竭、雌激素缺乏所造成者寥寥无几。而对于激素的误解，更深植于大众心目之中，在临床实践中，几乎所有的患者在听到激素一词时的条件反射就是发胖。这可能是因为在大众心目中，只知肾上腺皮质激素，而不知其他激素。其余恐惧激素的心态如导致癌症和影响肝肾功能，甚至于只有使用肾上腺皮质激素才会发生的股骨头坏死，也扩展到了所有激素头上。相反，甲状腺素和胰岛素，明明也是激素，在大众的概念中却被排除在激素的范畴之外。其实人之衰老，其核心就是各个器官的衰老，如果可以接受甲状腺功能减退（甲减）患者补充甲状腺激素，胰岛细胞功能减低（糖尿病）患者补充胰岛素，甚或由于衰老导致关节功能退化而换一个人工关节，以及各种器官移植，那么卵巢功能衰退补充一些雌激素、孕激素，从而维护女性的健康又何至于会引起如此轩然大波？这些基本问题在本套丛书中都会有详尽而通俗的阐述。

“中华医学健康科普工程——女性更年期保健新说”系列丛书包括《女性的生理和衰老的奥秘》《更年期和绝经对女性健康的影响》《给更年期和绝经后女性的健康建议》《更年期和绝经后女性的绝经激素治疗》，骨干作者均为中华医学会妇产科学分会绝经学组成员，在绝经管理领域都建树颇丰，编写本套丛书的初衷也是因为在临床实践中发现大众对于绝经知识的欠缺、误解和渴望。但这些绝经相关研究领域的专家，对于写作科普读物，很多都是初次尝试，难免有遗漏、欠缺或不当之处，也恳请各位尊敬的读者不吝赐教。

郁　琦

2020 年 3 月

# 目录


第一章　绝经激素治疗的起源和历史变迁 …… 1

1　更年期综合征是什么时候开始被关注的？ …… 1

2　激素治疗绝经症状有多长历史？ …… 2

3　治疗绝经症状的激素药物是如何发明的？ …… 3

4　在绝经激素治疗的发展史中有过冲突吗？ …… 4

5　绝经激素治疗是否有相关指南或规范？ …… 6

6　绝经激素治疗在中国应用如何？ …… 8

7　绝经激素治疗将来的发展趋势如何？ …… 9

第二章　绝经激素治疗的适应证 …… 11

8　到了更年期就要补充激素吗？哪些人需要激素治疗？ …… 11

9　围绝经期潮热、出汗发作时用激素治疗效果好吗？ …… 12

10　如何应对围绝经期女性出现的情绪改变及失眠？ …… 13

11　更年期时心悸、心慌、胸闷，一定是患了心脏病吗？ …………………………………… 14
12　围绝经期尿急、尿频怎么办？ ……………… 15
13　什么是萎缩性阴道炎？如何治疗？ ………… 16
14　围绝经期女性性生活疼痛或困难时用激素治疗有效吗？ ……………………………………… 17
15　如何应对围绝经期低骨量和预防骨质疏松？ ……………………………………………… 18

第三章　绝经激素治疗的禁忌证 ………………… 20

16　围绝经期不规则阴道出血时可以进行绝经激素治疗吗？ ……………………………………… 20
17　乳腺癌患者有典型围绝经期症状时能采用绝经激素治疗吗？ ……………………………… 21
18　血卟啉病患者最近潮热、焦虑症状很明显，能服用激素吗？ ……………………………… 22
19　绝经激素治疗与血栓有关系吗？ …………… 23
20　需要进行绝经激素治疗时，肝功能或肾功能异常怎么办？ ……………………………… 24
21　耳硬化症与绝经激素治疗有关系吗？ ……… 24
22　脑膜瘤女性如何进行绝经激素治疗？ ……… 25
23　哪些情况不宜使用绝经激素治疗？ ………… 25

第四章　绝经激素治疗的慎用情况 ……………… 27

24　合并有内科疾病的情况能不能用绝经激素

治疗？ …………………………………………… 27
25 子宫肌瘤患者有更年期症状能用绝经激素治疗吗？ ………………………………………… 28
26 子宫内膜异位症用绝经激素治疗会加重病情吗？ …………………………………………… 29
27 原有子宫内膜增生性病变，现在潮热、出汗严重，可以用雌激素吗？ ……………… 30
28 糖尿病正在治疗中，又有更年期症状，可以开始绝经激素治疗吗？ ………………… 31
29 绝经激素治疗时，原有的高血压控制不好并有发展，怎么办？ ……………………… 33
30 血栓形成倾向较大，能用绝经激素治疗吗？ …………………………………………………… 34
31 妈妈和姐姐都是因乳腺癌去世的，有更年期症状时使用激素会发生乳腺癌吗？ …… 35
32 有癫痫或偏头痛的女性如何使用绝经激素治疗？ …………………………………………… 36
33 更年期伴有免疫性疾病如系统性红斑狼疮等，怎么进行绝经激素治疗？ ……………… 37
34 更年期检查有乳腺增生，还能用绝经激素治疗吗？ ………………………………………… 38
第五章 绝经激素治疗的安全性 ………………… 40
35 更年期绝经激素治疗会得乳腺癌吗？ …… 40

36 更年期绝经激素治疗会得子宫癌吗？ …… 41
37 更年期绝经激素治疗后会长胖吗？ …… 42
38 更年期绝经激素治疗会增加脑梗死等血栓性疾病的风险吗？ …… 43
39 更年期绝经激素治疗药高血压有影响吗？ …… 44
40 更年期绝经激素治疗对冠心病有影响吗？ …… 45
41 更年期绝经激素治疗会得卵巢癌吗？ …… 46
42 服用保健品可以替代绝经激素治疗吗？ …… 47
43 中药可以替代绝经激素治疗，用于缓解更年期症状吗？ …… 49
第六章 特殊人群的激素治疗 …… 50
第一节 卵巢早衰 …… 50
44 什么是卵巢早衰？ …… 50
45 卵巢早衰会出现哪些身体变化？ …… 51
46 卵巢早衰可以治疗吗？哪些情况可以使用激素补充治疗？ …… 53
47 卵巢早衰时使用激素补充治疗有什么注意事项？ …… 54
第二节 人工绝经 …… 55
48 什么是人工绝经？ …… 55
49 人工绝经对女性身体的影响与自然绝经有何不同？ …… 56
50 人工绝经后可以补充性激素吗？有什么特殊

注意事项？ ………………………………………… 57
51　什么是植物雌激素？能代替激素治疗更年期症状吗？ ………………………………………… 58
第三节　肿瘤 ………………………………………… 59
52　子宫肌瘤患者可否补充激素？ ………………… 59
53　卵巢癌患者术后可否补充激素？ ……………… 60
54　子宫颈癌患者术后可否补充激素？ …………… 61
55　子宫内膜癌患者术后可否补充激素？ ………… 62
56　其他妇科恶性肿瘤患者术后可否补充激素？ ………………………………………… 63
57　担心肿瘤复发，不愿意接受绝经激素治疗，更年期症状严重了怎么办？ ………… 64
58　内、外科恶性肿瘤患者治愈后如何控制更年期症状？ ………………………………… 65
第七章　更年期绝经激素治疗的其他益处 …… 66
第一节　皮肤的作用 ………………………………… 66
59　为什么女性进入更年期后皮肤老化加速？ …… 66
60　更年期补充雌激素对皮肤有哪些好处？ ……… 67
61　补充雌激素会使脸上长斑吗？ ………………… 68
第二节　体重 ………………………………………… 69
62　更年期补充雌绝经、孕激素会长胖吗？ ……… 69
63　为什么绝经激素治疗有利于更年期女性控制体重？ ………………………………………… 71

64 不同的绝经激素方案对体重的影响会不同吗？ …… 72
65 控制更年期发胖还应该注意哪些问题？ …… 73
第三节 认知功能的获益 …… 74
66 更年期绝经激素治疗对女性的精神神经系统有益吗？ …… 74
67 雌激素能够保护女性的认知功能吗？ …… 75
68 绝经激素治疗能够改善绝经女性的抑郁症状吗？ …… 76
69 绝经激素治疗能够改善绝经女性的失眠吗？ …… 77
70 绝经女性如何预防老年期痴呆？ …… 78
第四节 结肠癌 …… 79
71 如何识别容易被忽视的结肠癌早期症状？ …… 79
72 更年期女性接受绝经激素治疗真有预防结肠癌的作用吗？ …… 81
第八章 如何进行绝经相关激素治疗 …… 83
第一节 绝经激素治疗的启动和窗口期 …… 83
73 绝经激素治疗从什么时候开始用药为好？ …… 83
74 月经不来1年多了，但自觉没有更年期症状，需要补充雌激素吗？ …… 84

75 绝经10多年才知道补充雌激素的好处，现在可以开始补充吗？ …… 85
76 65岁了，阴道炎总发作，电视讲座说补充雌激素好，可以服用吗？ …… 86
第二节 用药前评估 …… 87
77 更年期症状可用雌激素治疗，可以自己去买药并使用吗？ …… 87
78 正服用几种治疗内科疾病的药物，可以同时接受激素治疗更年期症状吗？ …… 89
79 到更年期门诊开药，医生为什么要问患者生过什么病？ …… 90
80 更年期补充激素为什么要进行妇科检查？ …… 91
81 更年期补充激素前为什么要做盆腔B超？ …… 92
82 更年期补充激素前检查乳腺用什么方法好？ …… 93
第三节 绝经激素治疗常用药物的特点 …… 95
83 绝经激素治疗的核心是什么？ …… 95
84 口服雌激素有什么特点和优势？ …… 95
85 经皮用雌激素有什么特点和优势？ …… 96
86 经阴道用雌激素有什么特点和优势？ …… 97
87 绝经激素治疗时为什么要加孕激素？ …… 98

88 合成孕激素与天然孕激素有什么区别？ …… 98
89 替勃龙是一种什么药？更年期用替勃龙时需要加孕激素吗？ …… 100
90 如此繁多的雌激素和孕激素种类，该怎么选择？ …… 101
91 更年期补充激素有几种药物可以选用？ …… 101
92 只是月经失调，没有更年期症状，需要补充激素吗？ …… 103
93 没有绝经的女性因病切除子宫后，该怎么补充激素来提高生活质量呢？ …… 104
94 44 岁，已经不来月经 1 年了，补充激素可以让月经再来吗？ …… 105
95 想补充激素，又不想来月经，怎么办？ …… 106
96 不想服用激素，但阴道总不舒服，也不能进行性生活，有办法解决吗？ …… 108
97 更年期有几种补充激素的用药方法？ …… 109
98 来月经和不来月经的绝经激素治疗方案效果一样吗？ …… 110
99 更年期补充激素的剂量人人都一样吗？ …… 111
第九章 接受绝经激素治疗的注意事项 …… 113
第一节 初诊和启动绝经激素治疗的注意事项 …… 113
100 出现更年期相关症状应该到医院哪个科

室就诊? …………………………………… 113
101 开始绝经激素治疗前要做哪些检查? … 114
102 为什么更年期补充激素前要排查肿瘤? … 114
103 为什么更年期门诊的医生要问好多内、外科问题? …………………………………… 115
104 在更年期门诊,患者会获得哪些健康指导? …………………………………… 116
第二节 用药过程中可能出现的不良反应 ……… 117
105 刚开始服用激素,有胃肠道不适怎么办? …………………………………… 117
106 绝经激素治疗中没停药就来“月经”,该怎么办? …………………………………… 118
107 绝经激素治疗中乳腺胀痛怎么办? …… 120
108 绝经激素治疗是否会引起药物过敏? … 122
第三节 合并其他症状和疾病时的注意事项 …… 123
109 子宫切除术后如何使用绝经激素治疗? … 123
110 胆囊疾病患者使用绝经激素治疗的注意事项是什么? …………………………………… 126
111 肥胖患者可以使用绝经激素治疗吗? … 128
112 哮喘患者可以使用绝经激素治疗吗? … 129
113 类风湿关节炎患者可以使用绝经激素治疗吗? …………………………………… 130
114 长期吸烟的女性可以使用绝经激素治

疗吗？ …………………………………… 131
第四节 随访的注意事项 ………………………… 133
115 请医生多开点药，不来更年期门诊复诊可以吗？ …………………………………… 133
116 在单位普查时做过大体检了，非要看更年期门诊才能吃激素吗？ …………………… 134
117 有高血压和糖尿病，每次去内科拿药时让医生顺便开点雌激素行吗？ ……………… 135
118 开始服用激素类药物后，每次去更年期门诊复查，医生会做什么？ ………………… 136
第五节 治疗时限的疑问 ………………………… 138
119 更年期症状好了就可以停用激素吗？ … 138
120 更年期补充激素会上瘾吗？ …………… 139
121 更年期不来月经就可以不用补充激素了吗？ …………………………………… 140
122 服用雌激素时，间歇服药比一直服药更安全吗？ …………………………………… 141
附录 ………………………………………………… 143
附录一 绝经门诊的就医流程 ………………… 143
附录二 更年期保健的营养建议 ……………… 149
附录三 更年期女性的中医药辅助治疗 ……… 160
附录四 更年期健康体检的常用项目 ………… 162
附录五 常用中老年保健操 …………………… 165

附录六　中国大陆部分地区更年期门诊名录 …………………………………………… 175
附录七　更年期相关医学网站和专业杂志 …… 192

# 第一章 绝经激素治疗的起源和历史变迁

## 1 更年期综合征是什么时候开始被关注的?

早在远古时代，人们就已经观察到女性没有月经后身体会出现各种不适，故月经出血及其作用便激发了医生们的兴趣。由于正常月经来潮时偶尔可闻及经血的腥臭味并出现疼痛感，故人们认为经血可以带走身体内的毒性物质，那么当月经停止来潮后，身体内的毒性物质将会累积，从而出现很难解释的身体不适及精神症状。所以怎样使月经来潮，以便带走身体内的毒性物质来改善不适症状？人们早期进行了很多尝试，如使用中草药通经治疗、静脉放血及催泄法等，然而这些方法不仅使女性十分痛苦，还出现了各种并发症，但她们仍然很渴望月经能继续来潮，从而减轻不适。之后绝经的研究经历了漫长的发展时间。公元前 384—公元前 322 年，古希腊最伟大的哲学家、科学家 Aristotle 观察到女性 40

岁以后月经逐渐停止来潮，遂将这种现象描述为绝经。1816年，法国医生De Gardarne首先提出了“La menespausie”这个词，更年期综合征（climacteric syndrome）的概念开始建立；1821年，他又将“La menespausie”这个词简化为“menopause”，即更年期（绝经）。更年期综合征开始作为一种症候群被人们所关注。

## 2 激素治疗绝经症状有多长历史？

自20世纪50年代启用雌激素疗法（estrogen therapy，ET）后，就开始了绝经后女性雌激素的应用。直到1963年，美国纽约的一位名叫Robert A. W. 的妇科医生发表了一篇名为*Specific procedures for the elimination of the menopause*的文章，提出雌激素可以预防和延缓绝经引起的女性一系列衰退性改变，引起了更多人的关注。1966年，Rober A. W. 出版了《永恒的女性》一书，他在书中写道，“绝经期是一种雌激素不足的疾病”，提倡用雌激素疗法，该疗法能使绝经后女性维持类似年轻人的机体状态，保持女性的美貌和健康。当时该书在美国及欧洲各国流传甚广，并被广大女性所接受，由此奠定了雌激素治疗的地位，被认为是激素治疗开始的标志。

## 3 治疗绝经症状的激素药物是如何发明的？

美国的 Schering 公司在 1928 年就研制成功了首种叫作“保女荣”的雌激素，是从孕妇尿中提取出来的。由于当时孕妇尿原料的紧缺，不能维持生产，使雌激素的商业化遭遇困境。1930 年，加拿大生物学家 Collip 在 Ayerst 实验室研究胎盘激素时发现了一种可口服的、与雌激素有类似作用的激素，该激素被命名为葡萄糖酸雌二醇，随后该实验室开始生产葡萄糖酸雌二醇，并于 1933 年在美国开始应用于临床。但由于葡萄糖酸雌二醇也只能从人尿中分离获得，也不可能长期大量生产。直到 1932 年，法国教授 Girard 发现一个新的方法——从孕马尿中提取大量的雌激素，解决了原料问题。紧接着 Ayerst 实验室经过 2 年的研究，生产出由孕马尿合成的含有多种雌激素成分的结合型雌激素——premarin（倍美力），第一个商业化口服雌激素诞生了。倍美力于 1941 年在加拿大上市。1942 年，高剂量倍美力（1.25mg）在美国上市。在之后的数年中，先后上市了口服戊酸雌二醇、17β-雌二醇及皮肤贴剂、霜剂、阴道用药膏剂等各种剂型的雌激素，还有雌激素和孕激素的联合制剂，使医生根据更年期女性不同的身体状况有了更多的用药选择。

## 4 在绝经激素治疗的发展史中有过冲突吗？

在绝经激素治疗的发展史中，有2次大的冲突，给绝经激素治疗的发展带来了严重的阴影，也通过反思与改进，让绝经激素治疗获得了革命性发展。20世纪70年代，人们发现雌激素治疗虽然对更年期综合征的症状改善有明显作用，但子宫内膜癌的发病率却明显增加。1979年1月，Carlos等在*The New England Journal of Medicine*上报道了使用雌激素与子宫内膜癌之间的关系，他们发现使用过雌激素的女性患子宫内膜癌的风险是未使用女性的6倍，使用5年者风险达15倍。另有大量的研究报道，单独、长时间地使用雌激素会增加子宫内膜癌的发病率。随后，应用雌激素治疗的女性大大减少，质疑的医生们也大有人在。但同时也有些研究发现，孕激素可以逆转子宫内膜增生，阻止子宫内膜过度增生并向子宫内膜癌发展，保护子宫内膜，降低子宫内膜癌的发病风险。1971年，世界健康基金会首次在瑞士日内瓦召开了关于激素替代治疗的大会，名为*Ageing and Estrogens*，会议强调有子宫的女性在补充雌激素时应周期性加用孕激素以保护子宫内膜。随后的一些研究集中关注雌激素、孕激素合用与子宫内膜癌发生的相关性。一些研究的结果提示，雌激素、孕激素联合使用后，比从未使用过激素治疗者的子宫内膜癌的发病风险还要低。20 世纪 80 年代后，开始采取连续联合应用雌激素、孕激素的方案，此方案成为保留了雌激素益处的最受欢迎的激素替代方案，社会又迎来了激素替代治疗的高潮。在 21 世纪初，激素替代治疗再次受到严峻挑战，西方几个大的人群研究如女性健康倡导计划（Women's Health Initiative，WHI）等提出了激素替代治疗增加了心血管疾病、乳腺癌、血栓事件等的发生风险，一时间经舆论和媒体的纷纷渲染，激素替代治疗再次跌入冰谷。经过 10 年的反思和深入的循证医学研究，2012 年左右，绝经医学界陆续发表了多个国际性、地区性的指南或共识，提出了有关激素替代治疗的崭新观点，主要包括激素替代治疗要有启动时间窗，在更年期早期开始应用；要尽可能用好的、天然的激素；坚持个体化用药方案；用药者坚持定期随访和观察，定期评估风险和利弊。同时，激素替代治疗也更名为绝经激素治疗，更确切地表达了更年期和绝经后补充激素的实质性意义。目前，绝经激素治疗将遵循更规范、更个体、更有益、更安全的原则，继续为更年期和绝经后女性的生活质量提供保障。

## 5 绝经激素治疗是否有相关指南或规范?

中国早在2003年就制定了《性激素补充疗法临床应用指南》,并于2006年、2009年和2012年进行了修订。用于指导中国绝经后女性的激素治疗。除中国的《性激素补充疗法临床应用指南》外,在全世界范围内还有4个组织公布了常用的4个指南。

(1)国际绝经学会(International Menopause Society,IMS):IMS是一个被政府健康权威机构赋权的独立于地方限制的机构。2003年12月,在维也纳举行了研讨会,会后发表了《女性绝经过渡期和绝经后激素治疗原则:国际绝经学会执行委员会立场声明》,并于2007年和2011年进行了修订。

(2)北美绝经学会(The North American Menopause Society,NAMS):1998年,NAMS发表了关于绝经后激素治疗的共识,之后也在不断地更新,其中在《阴道局部应用雌激素治疗绝经后阴道萎缩的作用:2006年北美绝经学会立场声明》中规范了术语:①ET,estrogen therapy,雌激素疗法。②EPT,estrogen and progestogen therapy,雌激素、孕激素联合疗法。③HT,hormone therapy,激素疗法(包括ET和EPT)。④CC-EPT, continuous combined EPT，雌激素、孕激素连续联合疗法（每日应用雌激素和孕激素）。⑤CS-EPT continuous sequential EPT，雌激素、孕激素连续序贯疗法（每日应用雌激素，按特定顺序加用孕激素）。⑥PT，progestogen therapy，孕激素疗法，包括黄体酮和孕激素。2007 年，综合现有证据，发布了《阴道局部应用雌激素治疗绝经后阴道萎缩的作用：2007 年北美绝经学会立场声明》。NAMS 在 2012 年的立场声明中提出了早期使用 EPT 会增加乳腺癌的发病风险，故 EPT 的使用不宜超过 3～5 年。

（3）欧洲男女更年期学会（European Menopause and Andropause Society，EMAS）：EMAS 在 2005 年发表了《更年期医学：欧洲男女更年期学会 2004/2005 关于围绝经期和绝经后激素补充治疗的立场声明》。2008 年，EMAS 更新了指南，发布了《EMAS 2008 绝经后女性激素治疗的临床建议更新》，强调了 50～59 岁是心血管保护的窗口期。

（4）亚太绝经联盟（Asia-Pacific Menopause Federation，APMF）：APMF 于 2008 年 4 月制定了《亚太绝经联盟关于绝经期管理的共识》。

全世界各种指南的不定期修订，全部依照不断更新的循证医学研究结果为修改依据，是不断完善、不断成熟的，可行且可信。

## 6 绝经激素治疗在中国应用如何？

在大多数经济发达国家，绝经激素治疗在民众中有广泛的认知度，故才会有WHI研究所引起的风波。基本上，在绝经后期的女性中，绝经激素治疗的使用率在2003年（WHI结果发表之年）之前为30%～40%，2003年之后下降约50%，近期的统计结果显示，基本恢复到30%以上。在我国，民众对绝经的重视程度较低，对绝经激素治疗的认知度较差。1993年，北京协和医院徐苓教授对北京城区40～46岁的女性进行围绝经期流行病学调查时发现，应用雌激素治疗更年期症状且持续半年以上者仅占绝经后女性的0.14%。在2006年，李颖在北京地区的随机抽样调查中发现，绝经激素治疗的知晓率为19.1%，但是在半年内使用过的人还不到1.4%。2006年，徐苓教授在对北京、上海、广州的女性进行绝经状况调查时，发现55%受绝经症状影响，促使她们就诊的两大原因是失眠和潮热。79%的女性认为严重的绝经症状应该治疗，但是大多数女性没有进行任何治疗。中国女性对绝经激素治疗的知晓率很低。

针对这一现状，国内妇产科学领域各专业组织展开了各种形式的宣传活动。2009年，中华医学会妇产科学分会绝经学组采纳国际最前沿的研究结果，结合国内现状，制定了《绝经过渡期和绝经后期激素补充治疗临床应用指南》，并在此基础上，组织了大规模的全国巡回演讲，从医生教育入手，宣传绝经激素治疗的正确、合理应用方法。同时鼓励各医院开设更年期门诊，方便患者就医。

## 7 绝经激素治疗将来的发展趋势如何？

19 世纪初，人类的平均寿命只有 40 岁，还达不到绝经年龄。随着社会的进步，生活水平和医疗水平的不断提高，人类的寿命有了明显提高。目前，我国女性的平均寿命已达 80 岁，所以出现了绝经。绝经是一种生理现象，是随着人类的寿命不断延长而需要面对的日趋严峻的问题，其本质为雌激素的缺乏所带来的问题。雌激素广泛作用于人体的各个组织和器官，缺乏时将会影响各器官的正常功能，出现相关症状，如早期出现月经失调、血管舒缩症状和精神神经系统症状，随后逐渐出现泌尿生殖道萎缩症状；在绝经晚期，老年慢性疾病如骨质疏松、心脑血管疾病和老年期痴呆的发生也与长期的雌激素缺乏密切相关，女性生命 1/3～1/2 的时间要在这种缺乏雌激素的状态下度过。所以，虽然针对绝经女性的雌激素应用历经半个世纪的争议，但仍然是女性因卵巢功能衰退、性激素分泌不足所导致的健康问题而必要的临床医疗措施，尤其在中国，据2000年全国人口普查资料显示，我国50岁以上的女性约1.6亿，其中围绝经期者超过1亿，并且还在不断增加。绝经激素治疗经过70余年的应用、经验积累和循证研究得到了肯定。全世界范围内有了被学术界认可的应用指南，绝经激素治疗也被广大的绝经后女性所了解。在这个经济不断进步但是逐渐老龄化的社会里，有越来越多的绝经后女性对自己的生活质量有了更高的要求，绝经激素治疗当然是最好、最有效的选择。所以，绝经激素治疗在我国乃至全世界各国老龄化社会里均具有广阔的应用空间。

# 第二章

# 绝经激素治疗的适应证

## 8 到了更年期就要补充激素吗？哪些人需要激素治疗？

女性的更年期是指从生育期逐渐过渡至老年期的一段时期。更年期是每位女性都需要经历的一个生理过程，本身无须治疗，但此间因为女性卵巢功能衰退所导致的内分泌失衡，特别是雌激素的进行性、波动性下降，却可以产生一些影响生活质量的症状或慢性疾病。绝经激素治疗（menopause hormone therapy，MHT）可以有效地改善和治疗这些症状和疾病。当更年期女性出现以下问题，尤其是年龄＜60岁或绝经＜10年的女性，均可以开始治疗，具体为：①绝经的相关症状，如潮热、出汗等血管舒缩症状，心悸、假性心绞痛、烦躁、抑郁、关节和肌肉疼痛、皮肤蚁行感、睡眠障碍及性功能异常（如性欲减低）等。②泌尿生殖系统萎缩症状，如尿频、尿急、尿失禁（漏尿）、反复泌尿系统感染及阴道干涩、性交疼痛、老年性阴道炎等。③预防绝经后腰背酸痛、脊柱变形（如身高缩短及驼背）等骨质疏松问题甚至骨折的发生。由此可见，绝经激素治疗作为一项医疗措施，可以令有适应证无禁忌证的女性显著提高生活质量，预防慢性疾病的产生，但万不能将绝经激素治疗当作永葆青春的灵丹妙药随意应用。

## 9 围绝经期潮热、出汗发作时用激素治疗效果好吗？

围绝经期女性在没有任何预兆的情况下，突然感到自胸部向颈部和面部扩散的阵阵热浪，伴皮肤发红、出汗，持续时间短则数秒，长则数分钟，这就是人们通常所说的围绝经期潮热，经历的时间短则数月，长则5年以上，是围绝经期及绝经后早期女性最突出、最常见的症状，严重时会影响情绪、工作和睡眠。它的发生原因并不十分明确，但与雌激素减少相关。因此，补充雌激素可以有效缓解因雌激素缺乏而引起的潮热，甚至对于每周发作频率超过50次的重度潮热、出汗患者，小剂量雌激素即可显著减轻症状。绝经激素治疗是目前为止首选的、也是最有效的治疗方法。但作为一项临床医疗措施，当围绝经期女性出现潮热时，应去医院就诊，详细向医生叙述自己的病史，并进行相关检查，若无激素治疗的禁忌证，就可以应用该治疗。

## 10 如何应对围绝经期女性出现的情绪改变及失眠？

围绝经期女性容易出现一系列情绪改变，如烦躁、激动、易怒、大声哭闹等，或有焦虑、内心不安、常感孤独、失落、缺乏自信、情绪低落、抑郁等表现，既往更有“更年期精神病”的俗称。医学研究发现，围绝经期女性是抑郁障碍的高危人群。究其原因，一是这个时期的女性生活、工作的负担都比较重，加之常面临孩子离家、父母患病等家庭变化，对外界的不良刺激非常敏感，因而容易导致情绪波动；二是从生理角度看，此时期恰恰是激素水平波动较大的时期，人的情绪与一种叫5-羟色胺的神经递质相关，更年期雌激素水平的降低影响了5-羟色胺的水平，故增加了抑郁障碍的发生概率。抑郁、焦虑的情绪可导致失眠或早醒等睡眠障碍，同时入睡困难、夜间觉醒等睡眠障碍本身又是抑郁障碍和焦虑障碍患者常见的躯体表现，如此常常陷入恶性循环。绝经激素治疗可以改善大脑功能，减轻雌激素水平降低引起的自主神经功能失调及消极、负面情绪，建议轻度抑郁障碍患者首选该医疗措施，同时可改善睡眠障碍。但对于重度抑郁障碍患者，仅进行绝经激素治疗是不够的，建议去精神科就诊，必要时联合应用抗抑郁药治疗。

## 11 更年期时心悸、心慌、胸闷，一定是患了心脏病吗？

围绝经期内分泌激素的波动可导致心血管调节功能发生失调，出现心慌、心悸甚至心前区刺痛等“假性心绞痛”样症状。但围绝经期心慌、心悸、胸闷甚至胸痛等症状常常不是器质性病变的结果，多是患者自己的主观感觉，心电图多为正常，并常伴有围绝经期症状，如潮热、出汗、关节痛或情绪改变等。这一类心血管症状是生理性的、可逆的，多随着绝经时间的延长逐渐消失。同时，由于体内雌激素水平的下降，间接导致血压忽高忽低、波动不稳，使绝经后高血压的发病率明显增高。此类女性可通过及时补充雌激素得到缓解，同时雌激素还能调节血脂代谢水平，明显改善冠状动脉血流，如雌二醇屈螺酮片就表现出对患有高血压的绝经后女性稳定或降低血压及改善心肌功能的作用。因此，在绝经早期，即窗口期（年龄＜60岁或绝经＜10年）就开始应用绝经激素治疗，可以有效延缓甚至逆转心血管疾病的进展，达到改善生活质量的目的。但是对于年龄＞60岁的女性，不建议单纯为了预防冠心病的发生而使用绝经激素治疗，且她们是否可以继续应用绝经激素治疗，应到医院就诊，由医生进行风险—利益评估后决定。

## 12 围绝经期尿急、尿频怎么办？

尿频是指患者自觉每天排尿的次数过于频繁，在这种主观感觉的基础上，若日间排尿的次数≥8次、夜间≥2次且每次尿量≤200 ml时考虑为尿频。尿急是指一种突发、强烈的排尿欲望，且很难被自己的主观感觉所抑制而延迟排尿。女性尿道、膀胱及盆底肌肉组织中广泛分布着雌激素受体，因而对雌激素水平的变化非常敏感。国外的一些研究发现，高达70%的绝经后女性，尿失禁与绝经的发生相关。雌激素可以通过增加尿道的阻力、提高膀胱的感觉或增加尿道平滑肌的某些受体敏感性而调节排尿的感受。绝经后雌激素水平的降低导致泌尿系统的结构也发生改变，如尿道黏膜组织变薄、尿道变短、肌肉松弛、膀胱尿道膨出、膀胱容量降低，继而出现尿频、尿急、尿失禁甚至反复泌尿系统感染。这些症状通常不能自行缓解，且随着雌激素缺乏时间的延长而加重。对于急性发作期的泌尿系统感染，可以选择抗生素短期内控制病情，但对于反复发作者，补充激素是最有效的治疗措施，对绝经后压力性尿失禁的患者也有显著改善。绝经后泌尿系统相关症状是应用绝经激素治疗的首要适应证，可明显提高患者的生活质量，且局部应用雌激素更优于全身用药。

## 13 什么是萎缩性阴道炎？如何治疗？

女性阴道黏膜细胞可以分为底层细胞、中层细胞、表层细胞，这些上皮细胞在雌激素的影响下，首先底层细胞增大，然后逐渐发育成中层细胞及表层细胞，表层细胞成熟后即脱落，如此周而复始地变化。同时，正常生育期女性阴道存在大量阴道杆菌，可以使阴道上皮脱落细胞酵解为乳酸，使阴道 pH 值保持在 4.0～4.5，不利于细菌的生长繁殖。女性绝经后因为雌激素水平低下，阴道表层上皮细胞变薄，表层细胞与底层细胞比例明显降低，使阴道黏膜质地脆弱，轻微创伤也容易出血；上皮细胞糖原含量降低，使定植阴道的乳酸杆菌减少，阴道内 pH 值发生变化，局部抵抗力减弱，可能会出现淡黄色或灰色的水样分泌物，因而容易感染。可表现为白带增多、外阴瘙痒、灼痛、性交痛、下坠感或伴有尿急、尿频等泌尿系统症状。萎缩性阴道炎属于常见性疾病，但易反复发作。对于有这类表现的围绝经期女性，绝经激素治疗是首选用药，且通常阴道局部用药就能明显缓解症状，逆转阴道组织的萎缩性改变，有利于乳酸杆菌的生长，降低阴道的pH值，从而提高女性的生活质量。需要注意的是，围绝经期女性若出现白带增多，应先至医院就诊，查明引起白带增多的原因，而不应自行随意使用激素治疗。

## 14 围绝经期女性性生活疼痛或困难时用激素治疗有效吗？

围绝经期女性性功能下降的发生概率很高，如性冲动减弱、性厌恶、性交不适等，医学上称之为女性性功能障碍，指女性由于性欲低下、性唤起困难、性高潮障碍或性交痛而导致自身明显受其困扰的一类疾病。围绝经期性功能障碍的发展有其特殊的原因：①此时期是女性角色的转换时期，面临退休、子女婚嫁、配偶病逝等社会家庭问题，从而容易产生负性心理。②此时期性激素水平下降，如雌激素减少会引起阴道润滑度降低，直接导致性交不适甚至疼痛，继而会出现阴道弹性减弱并缩窄，使性交更加困难，雄激素下降使女性的性需求、性高潮反应减退。性生活是影响生活质量的重要因素之一，当绝经后出现上述问题时，应进行积极干预，有效的方法之一就是应用绝经激素治疗，可单独应用雌激素，也可以与雄激素联合应用。补充雌激素可以提高阴蒂和阴道的敏感性，减轻阴道干涩和性交痛的症状，补充雄激素则可提高性欲，增加阴道的润滑度和性唤起。

## 15 如何应对围绝经期低骨量和预防骨质疏松？

低骨量是指骨密度值与同性别、同种族健康成年人骨峰值相比降低。骨质疏松是指单位体积内骨量减少，骨组织显微结构异常，骨脆性增加，容易发生骨折为特征的一种全身性骨病。骨质疏松是一种悄然而至、没有早期症状的疾病。骨质疏松发展缓慢，骨量在无声无息中流失。骨质疏松严重时，可表现为弯腰、弓背、身高缩短、全身骨及关节疼痛，易发生骨折、骨裂。引起骨质疏松的原因十分复杂，除与年龄、饮食中钙摄入不足、吸烟、过度饮酒、缺少户外运动及有骨折或骨质疏松家族史等因素相关外，绝经后卵巢功能衰退、雌激素水平降低是其中重要的致病因素。因此，更年期女性在绝经前后适当服用小剂量雌激素可以维持一定的骨量，减慢骨丢失的速度，预防骨质疏松的发生，继而大大减少骨折发生的可能性，提高生活质量。绝经激素治疗可以作为阻止绝经后骨量丢失、预防骨质疏松的一线治疗措施，建议有骨质疏松高危因素的女性考虑使用激素治疗，最佳应用时机是在绝经过渡期或绝经早期（60 岁以前），以获得最大的受益。但在 60 岁以后，如果以预防骨折为唯一目的，是否应用绝经激素治疗应根据个体情况与医生共同商定。

# 第三章
# 绝经激素治疗的禁忌证

## 16 围绝经期不规则阴道出血时可以进行绝经激素治疗吗？

从生育期到绝经期，月经从规律到不规律再到绝经，是每一位有子宫的女性必然会经历的过程。因此，月经异常是围绝经期最常见且普遍的现象，特别是由于卵巢功能逐渐衰退而引发的排卵障碍性异常子宫出血。但需注意的是，围绝经期也是女性的多事之秋，并非所有的月经异常都是卵巢功能衰退所致，良性疾病如子宫肌瘤、子宫腺肌病、子宫内膜息肉等，恶性疾病如子宫内膜癌、子宫颈癌、各种卵巢恶性肿瘤等都可引起异常子宫出血。因此，围绝经期出现的月经异常或不规则阴道出血首先需要确定其原因，充分排除器质性病变。约有10%的不明原因阴道出血最终可能诊断为子宫内膜不典型增生或子宫内膜癌。当阴道超声提示子宫内膜厚度>0.5 cm或子宫内膜回声异常时，应先排除子宫内膜的病变。因此，未查明原因前不主张应用绝经激素治疗，应详细告知医生病史、用药史等情况，并进行相关检查，排除恶性疾病，以免延误治疗。

## 17 乳腺癌患者有典型围绝经期症状时能采用绝经激素治疗吗？

乳腺癌是女性最常见的恶性肿瘤之一，世界范围内乳腺癌的发病率呈逐年上升的趋势。多年来，关于绝经激素治疗是否增加围绝经期女性乳腺癌的发病风险及乳腺癌术后患者是否可以应用绝经激素治疗一直是妇科内分泌医生所关注的问题。乳腺是性激素（雌激素、孕激素等）的靶器官，约60%的乳腺癌细胞表达雌激素受体，乳腺癌被视为绝经激素治疗的禁忌证，但同时乳腺癌的辅助治疗又常常引起围绝经期综合征，严重影响女性的生活质量。近年来，随着医学研究的不断深入，部分研究认为，乳腺癌术后的患者在一定条件下可以接受绝经激素治疗。但国外一项有关替勃龙的大型临床研究指出，使用替勃龙的乳腺癌女性患者复发率增加。目前的理论证据显示，对于雌激素受体阳性的乳腺癌患者，使用绝经激素治疗不利。因此，在出现更有说服力的证据之前，乳腺癌治疗后仍然是绝经激素治疗的禁忌证。

即使自觉有严重的更年期症状，也优先考虑其他非激素类药物。无论如何，围绝经期女性在进行绝经激素治疗前，应采用乳腺超声或乳腺钼靶、乳腺X线片检查并排除乳腺疾病，必要时可以结合乳腺活检，发现或可疑有乳腺癌时禁用激素治疗。

## 18 血卟啉病患者最近潮热、焦虑症状很明显，能服用激素吗？

血卟啉病是以血红蛋白合成障碍为特征的一种比较少见的遗传代谢性疾病，主要的临床表现为光敏性皮肤损害、腹痛及伴随的精神神经系统症状。多发生于婴儿，当成年人发病时称为迟发型皮肤血卟啉病，它的发生和发展受激素、药物等因素的影响。多种化学物或药物，如雌激素、苯巴比妥、氯丙嗪、苯妥英钠等都可以诱发血卟啉病的急性发作，或导致症状恶化。慢性皮肤血卟啉病易发生在一些服用雌激素治疗或口服避孕药的患者中。虽然目前诱发的具体原因尚不清楚，但可以明确的是，此类患者禁用绝经激素治疗，如自觉绝经症状非常明显，可考虑其他非激素类药物治疗。

## 19 绝经激素治疗与血栓有关系吗？

目前的研究发现，在 60 岁以上或绝经超过 10 年的女性启用绝经激素治疗时，血栓栓塞性疾病包括静脉血栓和动脉血栓（缺血性脑卒中）的发病风险显著增加，提示应用绝经激素治疗的年龄、雌激素的剂量与途径、是否加用孕激素及其类型和是否存在血栓形成的高危因素均与血栓栓塞性疾病密切相关。从使用时间看，一般认为，使用绝经激素治疗的第 1 年血栓栓塞性疾病的发病率最高，1 年后降至零增长。因此，对于没有静脉血栓形成高危因素的女性，使用绝经激素治疗所增加的静脉血栓栓塞的危险性很小，但既往有此类病史的女性则不建议使用激素进行治疗，且 6 个月内有血栓栓塞性疾病发作的女性应禁忌使用激素进行治疗，以免增加脑栓塞、脑卒中及肺栓塞的发生。无论如何，绝经激素治疗作为一项医疗措施，有需求的女性在进行治疗前应详细告知医生既往史及家族史，有静脉血栓高危因素而需使用者，应减少剂量或改用经皮的雌激素，并加强随访及自我检查，如有头痛或严重偏头痛、下肢肿胀时，应及时停药就医。经历手术或意外创伤时，因静脉血栓危险性增加，也应暂时停药（高危因素包括遗传变异所致的各类凝血相关基因突变、恶性肿瘤、高龄、肥胖、手术、外伤、静脉血栓的个人史或家族史、静脉曲张、口服避孕药、抗心磷脂抗体综合征、肾病综合征、糖尿病、代谢综合征等)。

## 20 需要进行绝经激素治疗时，肝功能或肾功能异常怎么办？

肝是体内雌激素、孕激素代谢的主要器官，经转换后的代谢产物中有75%再由肾排出，严重的肝功能障碍、肾功能障碍如肝硬化、肾衰竭等疾病会影响雌激素和孕激素的代谢，同时还会反过来加重肝、肾的负担，并加重原有疾病。因此，对此类女性禁用绝经激素治疗，应积极治疗肝、肾的原发病，待肝功能、肾功能得到改善后，如有需要可考虑行绝经激素治疗，但一般选择经皮或经阴道途径给药，尽量减轻肝、肾负担。

## 21 耳硬化症与绝经激素治疗有关系吗？

耳硬化症是一种原因不明的内耳疾病，引起听力进行性减退，多以中青年发病。人们发现此类患者妊娠时可以加速该病的进展，得出雌激素、孕激素可能会导致该病病情进行性加重的结论。因此，目前虽无绝经激素治疗与耳硬化症的相关报道，但仍将它列为使用禁忌之一。

## 22 脑膜瘤女性如何进行绝经激素治疗？

脑膜瘤是一种缓慢生长的良性肿瘤，女性颅内脑膜瘤的发病率是男性的 2 倍，脊柱内脑膜瘤的发病率是男性的 10 倍。在女性月经期、黄体期和妊娠期，原来生长缓慢的脑膜瘤生长加速、症状加剧，均提示脑膜瘤的发生、发展与孕激素相关，故认为脑膜瘤患者应避免应用孕激素。脑膜瘤与雌激素无关，如若患者主诉绝经相关症状非常严重，可行单纯雌激素治疗，但有子宫的女性会增加患子宫内膜癌的风险，所以必要时可以考虑切除子宫后通过单纯补充雌激素来缓解症状，以提高生活质量。也有学者建议可谨慎使用孕激素保护子宫内膜。

## 23 哪些情况不宜使用绝经激素治疗？

绝经激素治疗作为一种医疗措施而非保健手段，并不是每位女性都适合或可以应用的，目前的理论研究提出，绝经激素治疗的相关禁忌证为：①已知或可疑妊娠。围绝经期女性虽然生育力下降，但并非绝不可能妊娠，且这些女性一旦发生妊娠，异常妊娠的可能性大为增加，如先兆流产、难免流产等，故必须首先排除妊娠。②原因不明的阴道出血或子宫内膜增生。当出现原因不明的阴道不规则出血时，必须充分地排除器质性病变以免延误治疗时机。③已知或可疑患有乳腺癌、已知或怀疑患有与性激素相关的恶性肿瘤如子宫癌肉瘤、卵巢颗粒细胞瘤、卵巢子宫内膜样癌。虽然相关理论研究较少，但目前仍然认为是绝经激素治疗的禁忌。④6个月内有活动性静脉或动脉血栓栓塞性疾病。⑤严重的肝功能障碍、肾功能障碍。⑥血卟啉病、耳硬化症、脑膜瘤等。由此可见，绝经激素治疗切记不可随意滥用，而应与专业的妇科内分泌医生共同商议后制定治疗方案，严格随访，减少风险，获得收益。

# 第四章 绝经激素治疗的慎用情况

## 24 合并有内科疾病的情况能不能用绝经激素治疗？

首先需要指出的是，随着年龄的增长，女性会患有各种疾病，特别是老年慢性代谢性疾病会不断增加，如糖尿病、高血压、各种血栓性疾病和良恶性肿瘤等。这些疾病的发病率，无论是否采用绝经激素治疗，随着年龄的增长都会增加。医生不能保证任何人不得这些疾病，女性应该了解的是，采用绝经激素治疗者与不用的人相比，这些疾病是不是会增加？事实上，很多患老年慢性代谢性疾病的女性在接受绝经激素治疗后，这些疾病的发病率都会下降，这也与医生看到的一个普遍现象相一致，即在50岁之前，包括糖尿病、高血压和心血管疾病在内的各种代谢性疾病，女性患者都比男性患者少得多。这从一个侧面提示，雌激素实际上对于代谢是一种保护因素。合并有内科疾病的情况能不能用绝经激素治疗？要根据该女性具体的内科疾病、疾病的状态、治疗的效果、所用的药物及更年期症状的程度等，由更年期门诊医生和内科医生共同讨论而定。

## 25 子宫肌瘤患者有更年期症状能用绝经激素治疗吗？

子宫肌瘤在育龄期女性中的发病率很高，目前普遍认为，子宫肌瘤是性激素依赖性疾病，但具体病因还不清楚，其中孕激素似乎比雌激素起的作用更大。一般来说，当一位女性临近绝经时，子宫肌瘤的生长往往缓慢，需要进行干预的可能性较小。另外，绝经后的激素补充是低于生理水平的，也就是远远低于绝经前卵巢所产生的雌激素和孕激素水平，还不到卵巢功能正常时卵巢所产生的激素水平的1/10，对肌瘤的刺激应该较小。是否进行激素补充，需要从以下几个方面考虑：①绝经激素治疗是否影响子宫肌瘤的发生和增长？②不同的用药方案是否存在安全性差异？如果有影响，后续应该如何治疗？③绝经激素治疗前手术治疗子宫肌瘤是否合理？

综合众多研究发现，绝经激素治疗是否促进子宫肌瘤的生长与肌瘤大小有关。一般认为，绝经激素治疗对直径3 cm以下的子宫肌瘤影响不大，可能会使直径5

cm 以上的子宫肌瘤增长，对直径 3～5 cm 的子宫肌瘤的影响不好判断。如果子宫肌瘤增大，一般发生在开始用药的最初阶段，主要在第 1 年内。因此，直径 3 cm 以下的子宫肌瘤患者可以使用绝经激素治疗，有手术指征的子宫肌瘤患者可以先行手术治疗，术后再行绝经激素治疗是安全的。直径 3 cm 以上但无手术指征的子宫肌瘤患者可以在进行绝经激素治疗的同时加强监测，如每半年进行 1 次 B 超检查，监测肌瘤的变化。如果肌瘤增长过快，应及时就医。另外，口服途径给药可能比经皮途径更安全。

## 26 子宫内膜异位症用绝经激素治疗会加重病情吗？

子宫内膜异位症是雌激素依赖性疾病，绝经后由于缺乏雌激素，子宫内膜异位症病灶可萎缩，病情趋于稳定。由于绝经后进行激素治疗，使体内雌激素水平升高，子宫内膜异位症病情可能会进展。是否存在一个两全的办法，可兼顾更年期症状的缓解和避免子宫内膜异位症复发或进展？

有学者提出“雌激素窗”的假说，即雌激素存在一个浓度范围，在这个范围内给药，既能缓解更年期相关症状，抑制骨量丢失，又能避免刺激异位子宫内膜的生长，达到“趋利避害”的效果。尽管这一“窗口期”的宽度因人而异，但从理论上说明，每位子宫内膜异位症患者都可能存在安全的雌激素补充窗口期，子宫内膜异位症不是绝经激素治疗的禁忌证。

需要进行绝经激素治疗的子宫内膜异位症患者包括以下3类，即双侧附件切除术后的绝经者、未行附件切除的自然绝经者和使用“假绝经疗法”引起更年期相关症状者。对于行手术绝经且无较大残留病灶的女性，在能够保证随访的情况下，可以进行绝经激素治疗；对于保留子宫和（或）卵巢的自然绝经者，根据病灶大小评估治疗风险。无论患者有无子宫，采用雌激素、孕激素连续联合疗法或替勃龙较为合适，雌激素应该使用低剂量，孕激素应采用连续联合疗法，不建议采用周期疗法。对于不适合使用绝经激素治疗或对绝经激素治疗有顾虑的子宫内膜异位症患者，可以采用其他替代疗法减轻更年期症状，但不建议使用中药。

## 27 原有子宫内膜增生性病变，现在潮热、出汗严重，可以用雌激素吗？

子宫内膜增生包括不典型增生和非不典型增生，后者又可分为单纯性增生和复杂性增生。大多数子宫内膜非不典型增生是一种可逆性病变，部分可自然消退，只有极少部分出现进展。据报道，子宫内膜非不典型增生20年的癌变率不超过5%。不典型增生属于癌前病变，自愈率低，癌变率高，必须进行药物逆转或手术治疗。研究发现，对于子宫内膜增生的患者，雌激素、孕激素连续联合疗法可以逆转子宫内膜增生性病变，与单用雌激素或未治疗的患者相比，进展为子宫内膜癌的风险显著降低。由此可见，子宫内膜增生并不是绝经激素治疗的禁忌证，雌激素、孕激素连续联合疗法对子宫内膜增生患者有很好的安全性。如果是子宫内膜不典型增生，对于在围绝经期和绝经后的女性，若没有手术禁忌证，原则上应该进行全子宫＋双附件切除，这样可以单用雌激素进行绝经激素治疗，具有更高的安全性和有效性。如果是非不典型增生但未经治疗，在开始绝经激素治疗前，应针对子宫内膜增生进行恰当的治疗直至完全逆转。这类患者在绝经激素治疗期间均应密切随访，谨慎评价治疗利弊。

## 28 糖尿病正在治疗中，又有更年期症状，可以开始绝经激素治疗吗？

随着年龄的增长，生活水平的提高，胰岛素抵抗和2型糖尿病的发病率逐渐升高，而机体对碳水化合物的代谢能力逐渐下降。目前公认的是，绝经后女性会发生糖耐量降低、高胰岛素血症和胰岛素抵抗，从而使糖尿病的发病率增加。雌激素可能增加胰岛细胞的胰岛素分泌，并提高胰岛素的敏感性；孕激素则降低胰岛素的敏感性。

在非糖尿病的绝经后女性中，绝经激素治疗并不增加糖尿病的发病率，甚至还会降低其发病率。在患糖尿病的绝经后女性中进行绝经激素治疗，在多方面可能产生影响，如有利于碳水化合物代谢的控制、不影响糖尿病患者的长期治疗目标——肾病和视网膜病变。短期研究还认为，对冠心病的益处超过风险（在窗口期使用），可减轻动脉粥样硬化、改善血脂（高密度脂蛋白和低密度脂蛋白）情况。有些绝经激素治疗方案会导致甘油三酯升高，经皮制剂更安全一些，适用于甘油三酯升高或有升高倾向的患者。

总之，糖尿病不是绝经激素治疗的禁忌证，绝经后绝经激素治疗有助于血糖控制，已患糖尿病者应于内分泌科进行积极治疗，经皮雌激素可能对既有的代谢紊乱的干扰较少。治疗中应密切监测血糖的控制情况。需要指出的是，虽然雌激素、孕激素补充可以降低罹患糖尿病的风险，但切不可将雌激素、孕激素当成治疗糖尿病的药物，一旦确诊糖尿病，一定要在内分泌科接受正规治疗，与此同时补充雌激素、孕激素（不必停用）。

## 29 绝经激素治疗时，原有的高血压控制不好并有发展，怎么办？

绝经前女性高血压的发病率低于同龄男性。到65岁时，女性的收缩压水平达到甚至超过同龄男性，提示绝经后内源性雌激素减少可能是绝经后女性血压升高的原因，补充外源性雌激素后可改善这一情况。

目前的研究发现，绝经激素治疗对血压起中性作用，正常血压的绝经后女性使用绝经激素治疗，血压不会升高；高血压的绝经后女性使用绝经激素治疗，血压也不会进一步升高；血压控制不良的女性停止绝经激素治疗后，平均血压水平也没有下降。新型孕激素——屈螺酮能够减轻水钠潴留，有轻微的抗血压升高作用，可能更适用于患者高血压的绝经后女性。

高血压并不是绝经激素治疗的禁忌证，绝经激素治疗对血压总体上呈中性影响，含屈螺酮的绝经激素治疗方案更有利于控制血压。在绝经激素治疗的过程中，原有高血压的患者血压控制不好并有进展，这不影响绝经激素治疗的继续应用，但患者应去内科就诊，在内科医生的协助下同时治疗高血压。同时妇产科医生也不能夸大雌激素和孕激素的作用，一旦患者确诊高血压，一定要在内科医生的指导下进行正规治疗，同时绝经激素的治疗方案可酌情调整。

## 30 血栓形成倾向较大，能用绝经激素治疗吗？

多种遗传性或获得性易栓症会增加血栓形成的风险。有研究发现，绝经激素治疗与动脉和静脉血栓形成相关，其风险在开始绝经激素治疗的前6个月到1年间最高。绝经激素治疗使血栓的形成风险增加，与血栓的基础风险因素相关，患者具有高龄、超重、血栓形成倾向、手术及不活动等血栓高危因素时，应用绝经激素治疗会使血栓的形成风险进一步增加。绝经激素治疗可使静脉血栓栓塞和肺栓塞的发生风险增加2～4倍，但绝对风险仍然很小，而且已经有研究证实，如果从绝经早期即“窗口期”开始进行绝经激素治疗，各种血栓形成的风险还会进一步下降，与不用绝经激素治疗者相比，没有增加。所以关键是开始用药的年龄，在绝经10年之内，60岁之前开始启动绝经激素治疗，血栓的形成风险不会增加。

我国与西方国家相比，血栓倾向和血栓性疾病的发生率都相对较低，而且是否易于发生血栓也没有一个非常有效的检查方法，出于卫生经济学的考虑，在开始绝经激素治疗前不常规进行易栓症的筛查。但在半年内患过血栓者，不适合开始绝经激素治疗。对于家族成员中有年轻时发生血栓和本人有血栓发生史的患者，口服雌激素可能会使既有的易栓症恶化，形成血栓，推测可能是由于口服药物经肝代谢造成的。目前的研究表明，经皮途径的雌激素可能不增加血栓形成倾向，因而更适合易栓症患者或有血栓形成高危因素者。

对于有血栓形成倾向的患者，应详细分析增加血栓形成风险的具体因素，必要时专科就诊，进行易栓症的相关筛查。绝经早期开始启动绝经激素治疗不增加血栓的形成风险，经皮雌激素风险较小。

## 31 妈妈和姐姐都是因乳腺癌去世的，有更年期症状时使用激素会发生乳腺癌吗？

在应用绝经激素治疗的绝经后女性中，经常会在用药后感觉乳房胀痛，疑心自己是不是得了乳腺疾病，甚至乳腺癌，惶惶不可终日。如果自己有乳腺癌家族史，会更害怕自己“遗传”上，从而拒绝绝经激素治疗。其实，这些恐惧都是不必要的。

首先，就目前的研究来看，乳腺癌的发生风险主要与孕激素有关，而与绝经激素治疗的主体，即雌激素的关系很小，而且在绝经早期（即在“窗口期”）使用，也基本上与乳腺癌没有关联；其次，大多数乳腺癌是散发的，不具有遗传性，只有一小部分（5%～10%）乳腺癌归因于高风险易感基因的遗传，这里的易感基因主要是 *BRCA*1 和 *BRCA*2 的基因突变。这种遗传性乳腺癌不仅家族成员易患乳腺癌，还常常伴有其他癌症，如卵巢癌；患乳腺癌的家族成员多为双侧，且年纪较轻。如果想明确自己是否会遗传乳腺癌，可行乳腺癌遗传基因的相关筛查。在黄种人中，这2个基因异常的比例很小，远低于白种人。所以中国女性乳腺癌的发生率远低于西方国家的女性，而且发生高峰在40～45岁的绝经前。如果没有相关的基因突变，大可不必有心理负担，正常使用绝经激素治疗。但每年的乳腺检查还是必要的，可选用乳腺超声或乳腺钼靶。

## 32 有癫痫或偏头痛的女性如何使用绝经激素治疗？

癫痫是一种慢性的神经系统紊乱性疾病。雌激素是一种非常高效的促抽搐物质，而孕酮则是抗抽搐物质。癫痫有可能使女性的自然绝经年限提前3～5年，由于疾病本身和某些抗癫痫药物的使用，围绝经期癫痫女性更容易发生骨质疏松、外伤、骨折及性功能障碍。到目前为止，只有一项绝经期癫痫女性使用绝经激素治疗的研究，发现绝经激素治疗剂量的增加与癫痫发作频率的增加相关，绝经激素治疗药物可能影响抗癫痫药物的血药浓度。因此，患癫痫的绝经期女性如果使用绝经激素治疗，应该选用药物最低有效剂量，也可以选用除绝经激素治疗以外的其他缓解绝经期症状的治疗方案。

在门诊中，经常会遇到受不了偏头痛的折磨而就诊的绝经期女性，她们通常已经在神经内科、神经外科等专门看“头痛”的门诊就诊，却没有查出任何病因，最后只能归结于“更年期”。事实上，这个结论反倒是歪打正着了。绝经期为什么会出现偏头痛呢？一般来说，雌激素水平的波动与偏头痛的发作相关。绝经期雌激素水平明显下降，不稳定，绝经激素治疗可以使血清中的雌激素保持稳定，从而达到治疗头痛的目的。经皮贴剂或霜剂可能更适用于偏头痛的女性。同时要注意的是，在刚开始应用激素药物时，因为雌激素水平的波动，偏头痛可能无改善甚至加重，随着用药时间延长，血清中雌激素水平趋于稳定，偏头痛会逐渐改善。

## 33 更年期伴有免疫性疾病如系统性红斑狼疮等，怎么进行绝经激素治疗？

雌激素在系统性红斑狼疮的发生、进展和活动过程中可能起重要作用，而绝经激素治疗方案中最主要的药物是雌激素，故应用绝经激素治疗是否会引起疾病复发或进展成为患者最主要的顾虑。

一方面，随着治疗手段的发展，系统性红斑狼疮患者的寿命延长，更多人进入绝经期，受更年期症状困扰；另一方面，这些患者本身免疫功能失调，加之需使用糖皮质激素、雷公藤等药物治疗，易于造成卵巢早衰，出现骨质疏松，可能还要早于健康人。她们有绝经激素治疗的需求。有研究发现，疾病非活动期的系统性红斑狼疮患者，接受绝经激素治疗后不增加严重疾病复发的概率，可能增加轻度疾病复发的概率，同时可显著改善这些女性的身心症状和骨骼健康，早期应用也可减轻或延缓认知功能障碍，从而改善生活质量。经皮雌激素不会增加血栓栓塞的风险，可能更适合系统性红斑狼疮患者。

需要注意的是，系统性红斑狼疮的活动期、高效价抗心磷脂抗体、高效价狼疮抗凝物和有血栓栓塞病史的患者不宜使用绝经激素治疗。

## 34 更年期检查有乳腺增生，还能用绝经激素治疗吗？

在门诊中，绝经期女性经常拿着乳腺增生的报告焦虑地问医生这个病严不严重？长此以往会不会得乳腺癌？事实上，乳腺增生和乳腺癌没有关系。乳腺增生又称乳腺囊性增生症，主要表现为乳房胀痛和块物，大部分患者症状具有周期性，月经前疼痛加重，月经后减轻甚至消失，也有部分患者整个月经周期都疼痛。之所以呈周期性疼痛，是因为雌激素、孕激素可促进乳腺细胞的生长与增生，雌激素、孕激素的周期性变化可引起乳房的周期性疼痛。由于多数绝经激素治疗方案中含雌激素和孕激素，绝经期女性自觉乳房胀痛是一种正常的用药后反应。

目前，还没有明确的证据显示乳腺增生和乳腺癌有关。近年来，对绝经激素治疗的研究发现，乳腺癌的发病风险主要与孕激素有关，而与绝经激素治疗的主体——雌激素的关系很小。现已发现，地屈孕酮、天然黄体酮、屈螺酮等孕激素，与早期使用的孕激素种类不同，基本对乳腺没有刺激，可能不增加乳腺癌的发病风险。此外，在绝经早期（即在“窗口期”）开始使用绝经激素治疗，乳腺癌的发病风险也很小。

乳腺增生并不是绝经激素治疗的禁忌证，但在绝经激素治疗的过程中，绝经期女性需每年进行乳腺超声检查。超声对乳腺疾病的评估（乳腺影像报告和数据系统分级法）可分为6级，结果为1、2、3级的恶性可能性很小，可以继续使用绝经激素治疗。还有一些患者无自觉症状，仅仅乳腺超声提示乳腺增生，绝经激素治疗也不是禁忌证。

# 第五章 绝经激素治疗的安全性

## 35 更年期绝经激素治疗会得乳腺癌吗？

更年期综合征应用性激素治疗的历史已经历时70余年，长期的临床应用和多个大型的系统研究都已经证实绝经激素治疗在5～7年内不会增加患乳腺癌的风险，所以患者至少可以放心应用5年。

如果仍然存在更年期症状，或因为防治骨质疏松需要服用更长时间，则需要和自己的主治医生进行商议，充分评估风险，从而使绝经激素治疗获得最大收益，达到患者所期望的最佳治疗效果。

国际上已经进行了多项大型研究，得出的结论是血液中的雌激素水平可预防肥胖女性乳腺癌的发生，运动、减轻体重、低脂饮食、减少酒精摄入均可以降低乳腺癌的发病风险。更年期补充天然的性激素可改善女性全身脂肪含量增加的趋势，间接减少患乳腺癌的风险。

中国女性乳腺癌发病率低，发病年龄偏低，从30岁开始便有零星发病，发病高峰年龄段为45～55岁，比西方国家女性一般要早10～15年，乳腺癌的形成过程需要经历7～8年。绝经时间晚和肥胖是诱发乳腺癌的重要因素，多项大型研究结果证明，绝经激素治疗＞5年诱发乳腺癌的概率也属于罕见，不足千分之一。来自美国的研究显示，绝经时间＜5年的女性使用雌激素治疗，乳腺癌的发病风险增加3%；对于绝经时间＞5年的女性，雌激素治疗可降低乳腺癌的发病风险。

目前已有乳腺外科专家提出，乳腺癌患者如果出现了更年期症状，也可以酌情个体化选用绝经激素治疗。所以对于没有乳腺疾患（乳腺增生不算疾患）的更年期女性，不必对绝经激素治疗过分担忧，况且医生还会定期随访，每年常规查体评估风险，故可以放心地按需用药。

## 36 更年期绝经激素治疗会得子宫癌吗？

子宫癌主要是指子宫内膜癌。简单总结美国内分泌协会的科学声明：单纯雌激素治疗，不联合应用孕激素可导致子宫内膜癌的发病风险增加；雌激素、孕激素连续联合治疗可抵抗雌激素的效应，明显降低子宫内膜癌的发病风险。

生理月经是由自身卵巢产生的雌激素和孕激素使子宫内膜增生转化脱落形成的月经，此时体内雌激素分泌的水平远远大于更年期绝经激素治疗所给予的雌激素剂量，且医生在给予患者更年期绝经激素治疗时，已经考虑到这个问题，所以会定期添加天然孕激素，从而可以抑制子宫内膜增生，并让其周期脱落，人工月经如期而至。所以更年期绝经激素治疗不会增加患子宫内膜癌的概率，但如果有高危因素，如肥胖、糖尿病、以前得过多囊卵巢综合征或患过卵巢因素的不孕症，可能会存在一定风险，这就需要和医生共同讨论，制定一个适合的方案。

## 37 更年期绝经激素治疗后会长胖吗？

肥胖的影响因素有很多，有个体遗传或代谢等复杂因素参与。

围绝经期或绝经后女性都会有肥胖趋势，即使不是全身性肥胖，也会出现“水桶腰”“大腹便便”的尴尬情况，昔日的苗条和丰满荡然无存，这是因为围绝经期和绝经后激素水平的变化造成代谢的不平衡，尤其是脂肪的代谢和分布都出现了偏倚，女性脂肪主要集中在腹部、腰部和内脏，出现中心型肥胖。

在更年期及时给予绝经激素治疗，可延缓甚至纠正体内性激素的不平衡，从而改善更年期出现的代谢紊乱，不会出现令人难堪的肥胖，合理的绝经激素治疗将有助于女性保持良好的身材。

但事实上，肥胖与自身的体质有很大关联，也有很多影响因素，更年期绝经激素治疗的同时，也应该注意个人生活方式的调整，以积极的心态迎接生命中的第二春。

## 38 更年期绝经激素治疗会增加脑梗死等血栓性疾病的发病风险吗？

雌激素为脑梗死患者的保护因素，雌二醇水平与脑梗死多个危险因素密切相关。系统研究证实，急性脑梗死患者血清雌二醇水平明显低于正常同年龄女性，绝经后女性因为雌激素水平的下降而缺乏了雌激素的保护作用，如果此时及时、有效、合埋地补充雌激素，可以改善脑部血流，减轻炎性反应，并可保护神经细胞。

当然，这需要医生对患者的身体状况进行充分评估，因为个体情况有差异，某些女性可能出现脑卒中的发病风险轻度增加，因为在使用绝经激素治疗之前，这些女性的脑血管已存在病变基础。

在传统的绝经激素治疗中，孕激素多应用甲羟孕酮（安宫黄体酮），其具有糖皮质激素活性，长期使用可能升高血压，对血脂、血糖和胰岛素代谢也会产生不利影响，会增加脑梗死的发病风险。目前主张绝经激素治疗时，尽量应用天然的雌激素与孕激素。

如果经过医生的评估，确实存在患静脉血栓栓塞事件和心血管疾病的风险，此时可以考虑经皮给药治疗，经皮给药低剂量雌二醇不增加脑卒中的发病风险，其作用机制是避免了肝的首关代谢。

## 39 更年期绝经激素治疗对高血压有影响吗？

临床研究证实，更年期用天然雌激素治疗有助于更年期小幅度降低血压而不是导致血压升高。动物实验研究证实，雌激素缺失可导致绝经期大鼠血压升高，口服小剂量的17β-雌二醇可明显降低因雌激素缺失导致的血压升高。最近一项追踪10年的前瞻性研究结果显示，绝经后老年女性（平均年龄71.9岁）长期服用雌激素者高血压的发病率及其舒张压均明显低于未服用者，收缩压也有所下降。屈螺酮是一种具有特殊抗盐皮质激素特性的孕激素，绝经后女性应用雌激素加屈螺酮治疗后，其血压下降，体重也下降。一项不同剂量雌激素、孕激素联合治疗高血压的有效性及安全性的双盲研究结果显示，屈螺酮联合雌二醇对高血压的治疗效果与屈螺酮剂量呈正相关关系，同时该研究还显示，更年期女性采用雌二醇加屈螺酮治疗者的腰围、血胰岛素、收缩期血压均明显降低。

## 40 更年期绝经激素治疗对冠心病有影响吗？

目前在发展中国家，心血管疾病在女性疾病构成比中占主要位置。中国的数据提示，冠心病及脑卒中的患病率及病死率逐渐增加。年龄、肥胖、高脂血症为心血管疾病的独立危险因素。

国内的研究发现，女性绝经后血脂水平较绝经前升高，相比绝经时间＜1年的女性，绝经2～3年者冠心病的发病率升高，且有较高水平的甘油三酯及低密度脂蛋白。全国女性健康研究项目也显示，女性绝经后血清甘油三酯及低密度脂蛋白水平升高，高密度脂蛋白水平降低，提示绝经后血脂异常改变与女性绝经后雌激素缺乏相关。另有研究显示，高密度脂蛋白每增加1%，心血管风险减少3%～5%。

国际绝经学会（2013）推荐：健康女性绝经后10年内或60岁前启用绝经激素治疗，不但无害，而且持续治疗若干年，可能使10余年后冠心病的发病率降低。绝大多数临床前研究和观察性研究支持围绝经期开始的绝经激素治疗可以降低心血管疾病的发病风险。绝经激素治疗通过改善血管功能、血压、胰岛素抵抗、脂蛋白谱，从而改善冠心病的危险因素，能够明显降低2型糖尿病和心血管疾病的发病风险。

在年龄<60岁、最近绝经并无心血管疾病证据的女性中，使用绝经激素治疗不会引起早期损害并能降低冠心病的发病率和病亡率。虽然补充性激素的窗口期（60岁之前）是开放的，但是何时开始使用和使用多长时间的决定权在患者的手里，所以呼吁更年期女性有症状时尽早就医，早用早受益，并且风险低。

## 41 更年期绝经激素治疗会得卵巢癌吗？

绝经期前女性的雌激素绝大多数是卵巢分泌的，围绝经期由于卵巢功能下降，雌激素分泌也下降，就会造成身体不舒服，所以更年期要补充激素。因为激素治疗药物中的雌激素剂量很小，且多为天然雌激素，所以导致卵巢癌的风险非常小。此外，卵巢癌也与更年期女性是否携带易感基因（*BRCA*1、*BRCA*2）、应用绝经激素治疗的时间、药物种类等多种因素有关。

在美国国立卫生研究院退休人员的饮食与健康队列研究中，使用单纯雌激素治疗少于10年者，并未发现卵巢癌的发病风险升高，但使用10年后卵巢癌的发病风险有轻微升高。

女性健康倡导计划（WHI）研究是至今唯一探讨卵巢癌的随机对照试验，研究中发现，平均使用绝经激素治疗5.6年后，卵巢癌的发病风险没有显著升高，长期应用单纯雌激素治疗，每5年卵巢癌的发病风险仅小幅增加0.7‰。

尽管更年期绝经激素治疗10年以上才会出现卵巢癌的发病风险，但任何疾病都以预防为主，如果女性有卵巢癌的高危因素（如有家族史或*BRCA*基因突变），一定和医生充分商讨。更年期绝经激素治疗像所有的医疗手段一样，既有好处，也有不良反应与风险。判断任何一种医疗措施可否被接受，除了关注具体风险，更应该从整体健康获益考虑。

## 42 服用保健品可以替代绝经激素治疗吗？

纯正的大豆异黄酮和蜂王浆是“雌激素”类保健品，其中大豆异黄酮的安全性相对较高，蜂王浆因含有较多量的杂质雌激素有致乳腺增生和乳腺癌的风险，所以建议尽量少吃，可以食用豆浆和山药等天然食品，比较安全。就大豆异黄酮而言，也分很多类，其效力受提取部位、大豆产地、提取季节、提取工艺等因素影响，有时甚至可相差上百倍。植物雌激素产品的剂量和疗效都不好控制，因为不同产品的质量和有效性可能差别很大。

虽然提倡更年期女性多吃些大豆及豆制品，在饮食结构中增加豆类食品的比重（因为大豆含有丰富的蛋白质及钙等营养物质），但是人一日的饮食量是有限的，不可能通过食物达到雌激素补充所需求的水平。所以，女性如果出现了更年期症状，选择保健品是达不到健康需求的。因为保健品中的雌激素成分复杂，含量很难把握，虽然有些保健品可能是从天然食品中提纯的植物雌激素，但天然的不等于就可以随便补充。另外，一些没有中文标识的保健品，因为对其成分并不了解，更不能盲目服用。雌激素是一把“双刃剑”，补充不足，不能取得很好的效果，但如果补充过量，则容易导致女性出现某些疾病，如乳腺癌等。

客观而言，更年期是否需要绝经激素治疗，一定要到医院进行系统的检查和评估，最好在医生的指导下进行，并辅以生活方式的调整。雌激素药物会在药品包装上明确标注雌激素含量，医生会根据实际需要量指导用药，易于掌控。一些女性把补充雌激素当成重返青春的“灵丹妙药”，盲目通过“雌激素保养品”来延迟衰老或缓解不适症状，是不可取的，长期服用的风险是无法估计的，效果也是不肯定、不科学的。

## 43 中药可以替代绝经激素治疗，用于缓解更年期症状吗？

除了保健品，一部分更年期女性也倾向于通过服用中药来解决自己的困扰。在某些地区这种倾向性相当明显，访问更年期女性，有60%为缓解更年期症状，曾经服用过中药。毋庸置疑，传统中医药对更年期症状是有一定效果的，但无法取代绝经激素治疗的特效作用。对于那些无国家批准文号的中药，不仅疗效令人质疑，安全性也不能保证。对于有绝经激素治疗禁忌证，不能使用性激素治疗而又需要解决更年期症状的女性，可以用中药做替代治疗，但需要正规的中医处方，而不是自行购买。中药治疗更年期综合征目前还缺乏大样本的临床对照试验，特别是长期应用的利弊，尚无充分证据和结论，需要中西医同仁的共同协作。

# 第六章
# 特殊人群的激素治疗

## 第一节　卵巢早衰

### 44 什么是卵巢早衰？

36岁的小梅，是某企业市场总监，精明强干，由于业绩要求越来越高，小梅的工作压力也越来越大。一年以来经常出现失眠、烦躁、潮热、爱发脾气等问题，月经也变得不规律，前半年月经常淋漓不尽，有时出血达10～20天，近半年又不来月经，在单位里，同事经常私下窃窃私语说“总监是不是更年期了”，老公和孩子也说“以往温柔而贤惠的老婆和妈妈变成了母老虎”，这些使小梅非常苦恼，遂去医院咨询妇科专家。医生初步诊断为卵巢早衰，进行了抽血化验后，也证实卵巢功能减退。这是怎么回事呢？

女性的魅力来源于卵巢产生的激素，当青春期的少女来过第一次月经后，大多数经过2～4年就会有每个月出现的规律月经。这种规律的月经大约要持续30年，只有妊娠、哺乳期间会出现月经的暂时停止。中国女性的绝经年龄平均在49岁左右。但是有一些女性在40岁之前月经就不来了，甚至出现潮热、出汗、失眠、健忘、骨关节疼痛、性欲下降等类似绝经期的不适。到医院进行妇科检查，发现阴道干涩、子宫变小；B超显示卵巢的卵泡很少；实验室检查发现，卵泡刺激素（follicle-stimulating hormone，FSH）、黄体生成素（luteinizing hormone，LH）明显升高，达到绝经后状态，而雌二醇（estradiol，$E_2$）降低。这就说明女性的卵巢功能衰退了。40岁以前因卵巢功能过早衰退而自然绝经，医学名词为“卵巢早衰”（premature ovarian failure，POF）。卵巢早衰在女性中的发病率为1%～3%，小梅半年不来月经属于继发性闭经，而在继发性闭经患者中，卵巢早衰的发病率为4%～20%。因此，小梅属于卵巢早衰的高危人群。医生建议小梅一方面要立即接受治疗，另一方面也要减轻工作压力，注意调整身体状态。

## 45 卵巢早衰会出现哪些身体变化？

女性的身体像个大工厂，体内许多器官就像各种功能不同的机器，每个器官都在体内各司其职，发挥生理作用，使得人体正常存活。卵巢除了排卵还有分泌性激素的作用，如果卵巢功能正常，就会每个月规律地排卵，如果没有妊娠，会有月经来潮。同时，卵巢分泌的激素还作用于身体的各个器官，来维持女性各器官的生理功能。因此，卵巢早衰的患者，性激素水平低，不仅没有了月经，女性性器官的功能也受到影响，出现各种不适。有明显特征的不适如下。

（1）潮热：大多数卵巢早衰的女性会出现潮热，热感会迅速发生并扩散到面部、头皮和胸部，可能伴有皮肤潮红和出汗。

（2）睡眠障碍：情绪不好或躯体不适及夜尿增加均能影响睡眠；有些女性因为焦虑也影响睡眠。

（3）精神症状：部分女性出现健忘、注意力不集中和易动怒等症状。

（4）阴道干涩：阴道失去弹性并且干涩，反复发生阴道炎、尿路感染等。

（5）性能力下降：性欲望和性快感减弱、消失，性交时出现烧灼感、疼痛。

（6）肌肉关节症状：主要是肩颈、腰背部肌肉疼痛，类似骨关节炎造成的肩、膝、腰、骶关节和手指关节等部位的疼痛，服用钙剂常常效果不佳。

（7）骨质疏松：绝经后骨量丢失加快，导致骨痛、骨折的风险增加。

（8）尿失禁：膀胱控制能力减弱和盆底功能退化，有时咳嗽、打喷嚏就会出现尿液溢出。

## 46 卵巢早衰可以治疗吗？哪些情况可以使用激素补充治疗？

卵巢早衰是因为卵巢功能衰退，卵泡缺如或耗竭引起的，而卵泡提前耗竭的机制不明，故尚无法进行病因治疗，治疗的对策主要是激素补充治疗和对症治疗，以求恢复人工月经和（或）防止生殖器官过早萎缩及其他退化性疾病，如骨质疏松、心血管疾病等。卵巢早衰若合并其他内分泌腺体功能低下，也应同时进行相应的替代或补充治疗。

如果出现了卵巢早衰又拒绝使用激素补充治疗，会出现哪些问题？有这样一个病例可以借鉴：有一位高级女白领，在她35岁时遭遇了一场车祸，导致骨盆骨折，经历近半年的治疗和康复训练才逐渐恢复，但是从此再无月经来潮，被诊断为卵巢早衰，她因为害怕补充激素会患乳腺癌、子宫内膜癌，拒绝使用激素补充治疗，虽然生活可以自理，但是各种绝经症状相继出现，如失眠、烦躁、易怒、潮热、盗汗、皮肤干燥、不能过性生活，且每1～2年就会发生骨折，就是坐车颠一下，就发生了腰椎压缩性骨折，在6年间，她共发生了4次骨折，几乎都是在病床上度日，她的身高缩短了将近6cm，这使她痛苦不堪，再次求助妇科医生，医生给她详细介绍了卵巢衰竭导致的一系列症状，并给她进行了全面检查，建议她在调整生活方式的同时适当锻炼，再加上激素补充治疗。她接受了医生的建议，补充激素治疗2个月后，全身症状明显改善，精神状态也明显好转了。她非常高兴，后悔当初没有听医生的建议。但是，值得注意的是，卵巢早衰患者使用激素补充治疗也必须注意适应证和禁忌证，这些与绝经激素治疗的适应证、禁忌证是一致的。

## 47 卵巢早衰时使用激素补充治疗有什么注意事项？

（1）年龄：对年龄相对较小的卵巢早衰患者，一般建议补充激素的剂量要较正常年龄绝经人群略高，并且提倡至少用药至平均绝经年龄（50岁左右），对要求远期健康效益的患者，可评估后延长用药时间。

（2）个体化用药：根据患者的实际用药需求和身体状态（如有无其他并发症），选用适宜的个体化方案，如有胆石症者不宜用口服激素类药物，因其有增加疾病急性发作的风险；若害怕激素的全身作用，但又要求解决性生活不适的问题，就可以局部给药，阴道用雌激素乳膏等；有血栓形成风险者，以经皮用激素为好。

（3）激素的选择：尽可能选用天然激素。

（4）监测及随访：激素补充治疗的过程中应注意医疗监测及按时随访，了解疗效及不良反应等。同时必须强调注重健康体检，及时发现系统疾病。

（5）生活方式的指导：同时进行健康教育和心理疏导，指导饮食的合理搭配，适度的体育锻炼，戒烟戒酒，减少应激，补充钙剂等综合措施，真正全面提高女性的生活质量。

## 第二节　人工绝经

### 48 什么是人工绝经？

女性一生中的最后一次月经称为绝经，包括自然绝经和人工绝经。相对于因卵巢内卵泡耗竭，或剩余的卵泡对促性腺激素丧失了反应的自然绝经，人工绝经是指女性在自然绝经前因为良性或恶性疾病切除双侧卵巢（同时切除或不切除子宫）或因放疗、化疗等其他方法造成卵巢组织破坏所导致的绝经。也有人将绝经前子宫切除、子宫内膜切除等引起的子宫性停经列为广义的人工绝经范畴，但是这种情况并非真正意义上的绝经，因为在绝经前子宫切除或子宫内膜破坏而保留一侧或双侧卵巢者，虽然不来月经，但卵巢仍有生理功能存在，故非人工绝经。对于这些女性，什么时候才算真正绝经，需要根据患者的临床表现及体内促性腺激素和雌激素的测定结果来判定。

人工绝经使女性的绝经年龄较自然绝经年龄提前，体内雌激素水平过早下降，导致人工绝经的女性出现的更年期症状和健康危害更明显。对于人工绝经女性，应及时采取补救卵巢功能的措施如绝经激素治疗，以减少人工绝经对女性健康造成的影响。

## 49 人工绝经对女性身体的影响与自然绝经有何不同？

女性内分泌功能主要体现在下丘脑、垂体、卵巢及子宫等靶器官组织的相互作用与协调，维持着人体的生殖、生理等过程。在这个过程中，下丘脑—垂体—卵巢轴构成精密的调节中心，调节着女性从发育、生长、成熟、生育直至衰老的一生。因此，一旦调节中心的某个环节遭到破坏，女性的内分泌功能将发生改变，进而影响其生殖及其他生理功能。

人工绝经通过不同方式破坏了卵巢功能，进而影响女性整个生殖内分泌系统。自然绝经有一个过渡和缓冲时期，即绝经过渡期，人工绝经则不同，没有缓冲期，故人工绝经引起的女性体内内分泌激素水平变化和更年期症状更加剧烈，引起的更年期症状主要包括：①血管舒缩症状，如潮热、多汗、失眠、情绪不稳定、抑郁等。②泌尿生殖道萎缩症状，如尿频、尿痛、性交痛等。③骨关节痛。人工绝经对女性生理、心理造成的影响更大，除了更严重的更年期症状外，更可能发生与雌激素缺乏有关的远期并发症，如冠心病、高血压、骨质疏松性骨折及老年期痴呆等。

更年期绝经激素治疗是对绝经后血管舒缩症状和雌激素缺乏引起的泌尿生殖道症状最有效的治疗方法。人工绝经引起女性一系列的绝经相关疾病比自然绝经会更严重，故通过个体化的绝经激素治疗可以极大地改善人工绝经后女性的生活质量。

## 50 人工绝经后可以补充性激素吗？有什么特殊注意事项？

人工绝经患者可不可以补充性激素，首先要看造成人工绝经的原因是什么。如果是肿瘤切除手术或其他相关原因造成的人工绝经，恶性肿瘤生存者要根据肿瘤性质区别对待，对于不同类型及不同分期的妇科恶性肿瘤，应针对疾病的不同特点，先治疗原发性疾病，绝经激素治疗方案要个体化。良性肿瘤患者多可应用绝经激素治疗，但性激素依赖性肿瘤患者应慎重选用利大弊小的绝经激素治疗方案。人工绝经的女性补充性激素治疗绝经症状的原则是在改善其生活质量的同时，不增加疾病的复发，不降低肿瘤患者的总生存期。人工绝经的女性大部分切除了子宫，因此，多选用单雌激素疗法，可采用口服或经皮等途径补充雌激素。但如果人工绝经者并未切除子宫，仍主张用雌激素，那么同时要加用孕激素保护子宫内膜。可用雌激素、孕激素联合疗法或雌激素、孕激素周期序贯疗法。人工绝经患者即使有子宫存在，一般不强调月经样出血，故较少应用序贯疗法，常用雌激素、孕激素连续联合疗法。

## 51 什么是植物雌激素？能代替激素治疗更年期症状吗？

植物雌激素是指植物来源的外源性雌激素，是一类天然存在的非甾体植物化合物，由于其分子结构与雌二醇（17β-雌二醇）相似，具有类似动物雌激素的生物活性，对雌激素缺乏的相关疾病具有一定作用。因此，人们称之为植物雌激素。植物雌激素主要分为3类，即异黄酮类、木酚素类和黄豆素类，均含在植物及其种子里。

植物雌激素具有弱雌激素样作用，其通过与甾体雌激素受体以低亲和度结合而发挥弱雌激素样效应。由于植物雌激素对缓解更年期症状和更年期疾病具有一定作用，加之部分“恐激素”人群认为来源于植物中的天然化合物更安全，故使用植物雌激素的人群有一定数量。然而研究发现，虽然植物雌激素在改善更年期常见的潮热、出汗症状方面有一定作用，但在更年期其他健康相关疾病的防治方面并没有明显获益。甚至临床试验有报道，植物雌激素可能增加患子宫内膜增生和子宫内膜癌的风险，对于其相关的不良反应和长期应用的安全性问题，目前还缺乏临床及试验数据。因此，目前认为植物雌激素并不能替代性激素全面治疗更年期症状，植物雌激素可作为不能使用或拒绝使用绝经激素治疗的绝经后女性治疗更年期症状的二线治疗方案。

## 第三节　肿　瘤

### 52 子宫肌瘤患者可否补充激素？

子宫肌瘤是一种女性常见肿瘤，35 岁以上的女性中约 30%患有子宫肌瘤。如果原有小子宫肌瘤的女性进入围绝经期，发生的围绝经期症状又严重影响生活质量，这些女性应用绝经激素治疗是否会促进已有的子宫肌瘤生长呢？因为有子宫，为了保护子宫内膜，绝经激素治疗就需要2种激素联合或序贯使用，这样对子宫肌瘤的生长到底会不会有影响呢？子宫肌瘤是激素依赖性肿瘤，单用雌激素或单用孕激素或两者联合应用对肌瘤生长的影响机制尽管目前尚不完全明确，但相关指南已明确提醒——子宫肌瘤属于绝经激素治疗的慎用情况。有子宫肌瘤的女性（浆膜下和肌壁间多发肌瘤，最大直径≤3 cm，或单发肌瘤最大直径≤5 cm）如果存在需要治疗的围绝经期症状时，应咨询妇科医生是否可以使用，权衡利弊，并在医生的严密随访下酌情使用。如果子宫肌瘤的体积超过上述标准，应该先行手术剔除子宫肌瘤或行子宫切除后再进行绝经激素治疗。如果已经绝经，可以考虑使用替勃龙缓解症状，因为替勃龙是组织选择性激素受体调节药，很多研究证明，替勃龙对子宫肌瘤的影响非常小。用药期间要定期复查以监测子宫肌瘤的增长情况，如果出现子宫肌瘤增长过快或异常的子宫出血，应立即停用激素，同时查找原因，积极处理。

## 53 卵巢癌患者术后可否补充激素？

卵巢恶性肿瘤种类繁多，其中上皮性肿瘤占90%，除了生殖细胞肿瘤和交界性肿瘤外，为了治疗原发病、预防复发，绝大部分卵巢恶性肿瘤患者需要切除双侧卵巢，并在术后接受化疗。这就造成很多绝经前的生育期女性人工绝经，常导致严重的围绝经期症状，加上化疗的不良反应，将严重影响患者的生活质量。这部分患者是否可以应用绝经激素治疗？目前认为，卵巢癌为非激素依赖性肿瘤。现有的证据没有发现卵巢癌术后应用绝经激素治疗对卵巢癌的复发及预后有明显的不良影响。还有一些文献报道，绝经激素治疗不但不会降低患者的生存率和生存时间，反而会提高患者的生存率及生活质量，但这方面尚缺乏证据级别高的大样本循证医学研究。所以目前看来，卵巢恶性肿瘤患者可以使用绝经激素治疗来缓解更年期综合征的症状。另外，这些患者基本上都切除了子宫，所以单纯补充雌激素即可，这样可以减少孕激素对乳腺的影响。当然，每一位卵巢恶性肿瘤患者若需进行绝经激素治疗，都需要充分评估原发病的复发风险及其对原发病治疗的影响。

## 54 子宫颈癌患者术后可否补充激素？

子宫颈癌根据病理可以分为许多类型，如鳞状细胞癌癌、腺鳞癌、腺癌、小细胞癌等，其中最常见的是子宫颈鳞状细胞癌。子宫颈癌的发生与人乳头状瘤病毒感染有关，属非激素依赖性肿瘤。一些研究证明，绝经激素治疗不增加子宫颈鳞状细胞癌的复发风险，还会明显改善绝经症状，减轻放疗的不良反应，如膀胱、直肠等出现的症状，因此，子宫颈鳞状细胞癌患者可以应用绝经激素治疗。子宫颈腺癌在过去被认为是激素依赖性肿瘤，雌激素是子宫颈腺癌发生的高危因素，所以手术要求切除双侧卵巢。近年来的一些研究证明，子宫颈腺癌绝大多数是由人乳头状瘤病毒18型感染所致，但是否与雌激素有关尚不清楚，子宫颈腺癌患者治疗后能否应用绝经激素治疗未见明确的报道，故须持谨慎态度，如果有严重的更年期综合征症状，可以考虑应用非激素类药物，如黑升麻根茎异丙醇提取物可有效缓解潮热、出汗、睡眠障碍等不适，维生素E、谷维素及调节神经的药物也可以缓解部分血管舒缩症状，催眠药可以帮助缓解睡眠障碍，还可以辅用中药制剂等。

## 55 子宫内膜癌患者术后可否补充激素？

子宫内膜癌通常发生于绝经后女性，但是近些年发病率逐渐上升，且呈年轻化趋势，绝经前的患者逐渐增加。因为子宫内膜癌是雌激素依赖性肿瘤，手术治疗要求切除双侧卵巢，对未绝经的患者就导致医源性绝经（人工绝经），雌激素水平突然骤降可能出现严重的更年期症状。传统的观点认为，子宫内膜癌是绝经激素治疗的绝对禁忌证。但子宫内膜癌患者伴有严重的更年期症状时绝对不能应用绝经激素治疗吗？目前，这方面的研究甚少，尚无大样本的研究结论，就目前小样本的回顾性研究及Meta分析的结果来看，尚无证据表明绝经激素治疗增加早期子宫内膜癌的复发风险。一些妇科肿瘤专家认为，早期子宫内膜癌患者在彻底手术治疗的基础上，且无高危复发因素者可以在严密监测下进行绝经激素治疗，以提高生存质量。这一建议已写入2014年美国国立癌症综合网（National Comprehensive Cancer Network，NCCN）的子宫内膜癌治疗指南。现有的研究对子宫内膜癌患者绝经激素治疗是否加用孕激素也尚无定论，还需更多的大样本、多中心研究就孕激素对子宫内膜癌预后、生存率的影响进行研究。如果不能进行绝经激素治疗，还可以考虑应用非激素类的药物进行替代治疗，以缓解症状。

## 56 其他妇科恶性肿瘤患者术后可否补充激素？

子宫颈癌、卵巢癌及子宫内膜癌是妇科常见的三大恶性肿瘤，女性还可能患有除此之外的其他妇科恶性肿瘤，如外阴癌、阴道癌、子宫肉瘤等。外阴癌、阴道癌多为鳞状细胞癌，与子宫颈鳞状细胞癌同为非雌激素依赖性肿瘤。有研究表明，绝经激素治疗对外阴癌、阴道鳞癌无明显影响，可以参照子宫颈鳞状细胞癌处理。子宫各种肉瘤的发病率很低，雌激素与这些肿瘤之间的相关性研究也很少，具体关系尚不十分清楚，尤其是关于术后应用绝经激素治疗的研究罕见。如果这类患者有绝经激素治疗的指征，应找妇科肿瘤专业医生和更年期门诊医生根据肿瘤的病理类型、分期及围绝经期症状等因素，权衡利弊，推荐个体化治疗方案。

## 57 担心肿瘤复发，不愿意接受绝经激素治疗，更年期症状严重怎么办？

妇科肿瘤患者有严重的更年期症状和绝经激素治疗的指征，却非常担心该治疗带来的不良反应，尤其担心促进肿瘤复发。这种情况可以找有经验的妇科肿瘤医生咨询，充分了解所患的肿瘤与激素之间的关系及应用绝经激素治疗的利弊，之后再决定是否接受绝经激素治疗。如果不能接受雌激素、孕激素等性激素的治疗，还有很多非激素类的药物可以选择。如黑升麻根茎异丙醇提取物可有效缓解潮热、出汗、睡眠障碍等不适，维生素E和谷维素也可以缓解部分血管舒缩症状，催眠药可以缓解睡眠障碍。此外，某些中药制剂也对更年期症状有一定的缓解作用。也就是说，即使不能应用绝经激素治疗，医生也会根据症状给予相应的处理，以缓解患者的更年期症状，提高其生活质量。

## 58 内、外科恶性肿瘤患者治愈后如何控制更年期症状？

除了乳腺癌外，其他的内、外科肿瘤均不属于雌激素依赖性肿瘤，如果没有明确与雌激素有关系，可以按照正常围绝经期女性处理。乳腺癌是雌激素依赖性肿瘤，术后须有很长时间的抗雌激素辅助治疗，故乳腺癌是绝经激素治疗的绝对禁忌证。如果有严重的更年期综合征症状，可以考虑应用非激素类的药物，如黑升麻根茎异丙醇提取物可有效缓解潮热、出汗、睡眠障碍等不适，维生素E、谷维素及调节神经的药物也可以缓解部分血管舒缩症状，催眠药可以帮助缓解睡眠障碍，还可以应用中药制剂等。

# 第七章
# 更年期绝经激素治疗的其他益处

## 第一节　皮肤的作用

### 59 为什么女性进入更年期后皮肤老化加速？

女性一旦步入更年期，各种问题蜂拥而至，皮肤老化加速的问题也渐渐出现，主要表现为皮肤干燥、弹性减退、光泽消失、出现老年色素斑、皮肤过敏等。为什么女性进入更年期后皮肤会加速老化呢？这是因为皮肤是雌激素最大的靶器官，其中含有大量的雌激素受体，雌激素参与皮肤中成纤维细胞、角质形成细胞、胶原蛋白、弹力蛋白、透明质酸和硫酸软骨素、生长因子等的形成，女性绝经后卵巢功能衰退，雌激素的分泌减少，皮肤雌激素受体表达减少，从而使皮肤的胶原蛋白减少、弹力纤维变细、毛细血管的血流速度下降，与青年时期相比，各种营养物质对皮肤的供应明显减少，致使皮肤结构疏松，出现衰老症状。因此，女性卵巢分泌的雌激素是皮肤内在最大的抗衰老营养素，女性绝经后雌激素水平下降会加速皮肤老化。

## 60 更年期补充雌激素对皮肤有哪些好处？

补充雌激素对皮肤的好处是绝经激素治疗的额外益处。一方面，雌激素是一种天然的抗氧化剂，是一种损伤修复调节因子，局部或系统应用雌激素能减少局部炎性反应，调节创面的血管形成，可以刺激生长因子，促进皮肤纤维增生，促进女性皮肤血管的微循环，从而不同程度地增加皮肤的抵抗力，使皮肤更健康。另一方面，补充雌激素可以延缓皮肤衰老。皮肤衰老是一个极为复杂的生理过程，成纤维细胞、角质形成细胞、胶原蛋白、弹力蛋白、透明质酸和硫酸软骨素、生长因子、氧化损伤等均参与皮肤衰老的发生和发展。补充雌激素可提高角质形成细胞的增生活性、增加皮肤厚度、促进成纤维细胞增生、增加胶原蛋白含量、增加皮肤弹性、提高透明质酸浓度、增加皮肤水分，最后达到延缓皮肤衰老的目的。

虽然补充雌激素对延缓皮肤老化有益处，但皮肤老化并不是绝经女性补充雌激素的指征，通过补充雌激素预防皮肤老化应看作是治疗更年期主要症状的附加获益。因此，通过单一应用雌激素延缓皮肤衰老的选择要慎重。

## 61 补充雌激素会使脸上长斑吗？

经常有患者会问，补充雌激素会使脸上长斑吗？回答这个问题，医生首先要知道面部色斑是如何形成的？面部色斑是一种常见的影响面部美观的皮肤色素性疾病，女性患者多于男性，其发病机制尚不十分清楚。目前推断可能与遗传、内分泌、妊娠、日光照射、微生物失衡、代谢异常等因素有关。女性妊娠期、月经周期紊乱、性生活不协调及精神压抑、口服避孕药等使血中的雌激素、孕激素或促黑素水平发生变化，导致黑色素细胞活性增加，是诱发或加重黄褐斑的原因之一。体外实验证实，黑色素细胞对多种激素特别是垂体和卵巢激素具有反应性。皮肤是雌激素作用的重要靶器官，雌激素和孕激素受体水平在不同人群及相同个体皮肤不同部位的表达也是影响黄褐斑发病的重要因素。

那么补充雌激素会使脸上长斑吗？回答是不会。这是因为围绝经期或绝经后补充雌激素，体内雌激素水平与妊娠期不同。围绝经期或绝经后女性雌激素水平低下，补充雌激素遵循的原则是最小有效剂量。非妊娠期的卵泡期，血清雌激素水平为200～500 pmol/L，妊娠早期女性雌二醇水平＞1800 pmol/L，甚至更高，是非妊娠期的十倍或几十倍，所以此时的内分泌状况是正常的或高雌激素水平。对于非妊娠期的育龄期女性，月经失调伴面部色斑还与孕激素的不均衡分泌有关。围绝经期或绝经后补充雌激素，多数采用天然雌激素，如戊酸雌二醇片（补佳乐，每片1～2 mg），补佳乐1 mg的雌二醇血清浓度为20 pmol/L，此时是低雌激素水平，这样低的血清雌激素浓度，没有产生面部色斑的可能性。目前的研究显示，女性适当补充雌激素，将激素水平调节到一个比较平衡的状态，不仅不会产生色斑，而且还可以有效缓解绝经相关症状，预防骨质疏松和心血管疾病等，改善皮肤的色泽及弹性，改善人体的各项功能，提高生活质量，达到增强免疫力、抗衰延年、使女性保持健康活力的作用。

## 第二节 体 重

### 62 更年期补充雌激素、孕激素会长胖吗？

一般来说，形体富态的更年期女性不是补充激素的人群。为治疗更年期症状而补充雌激素、孕激素，绝大多数情况下会有助于体重的控制而不是长胖。

随着生活水平的提高，女性对自身的要求也越来越高，体重问题一直是各年龄段女性最关心的问题。雌激素主要由女性的卵巢产生和分泌，其生理作用是促进女性的生长发育，维持女性正常的月经和性功能，同时还有调节人体水、钠、糖及脂代谢的作用，维护体内代谢的平衡。更年期女性由于卵巢功能减退，雌激素水平下降、蛋白质合成减慢、脂肪组织堆积、体脂含量增加。体重增加往往伴随着脂肪分布的改变，同时也引起了糖及脂质代谢的改变，呈现绝经后女性特有的“苹果形”身材，尽管一些女性坚持体育锻炼和饮食控制，腰腹部的脂肪还是不易减掉，成了许多爱美女性挥之不去的一块心病。

更年期补充雌激素、孕激素，不但不会使人发胖，反而可以改善更年期女性的全身脂肪含量和分布异常，使“苹果形”身材变为“梨形”身材。当然，也有部分更年期女性在使用雌激素、孕激素治疗的初期体重略有增加，与服药后睡眠改善、食欲增加有关，只要通过饮食控制和适当运动就可以改善。至于那种用了就会出现“满月脸”“水牛背”的激素，是糖皮质激素，多用于治疗免疫性疾病等，与雌激素风马牛不相及。

## 63 为什么绝经激素治疗有利于更年期女性控制体重？

保持理想的体重和身材是每位女性追求的目标。随着年龄的增长，大部分女性都有不同程度的体重增加和身材变化，尤其是更年期女性，由于卵巢功能逐渐衰退，体内雌激素、孕激素水平下降，就会影响体重和身材的变化，使绝大部分更年期女性呈现腹型肥胖和体重增加，这是不容忽视的健康问题，不仅影响美观和行动，更是心脑血管疾病和糖尿病发生的高危因素。那么针对卵巢功能衰退而采用的绝经激素治疗对更年期女性控制体重和保持身材会产生什么影响？这也是医生和更年期女性共同关注的问题。

大量研究表明，口服雌激素可减轻绝经后的胰岛素抵抗，降低禁食性胰岛素和糖的水平，糖的代谢率增加，瘦素的分泌也增加，从而使体重减轻。因此，更年期女性应用绝经激素治疗可以减轻体重，调节脂肪的代谢和分布，消除和减轻腹型肥胖，让女性拥有更美丽的身材。

女性到了更年期，没有了雌激素，脂肪分布开始向中心型发展，脂肪最容易堆积在人体组织松软处，如颈肩部、腰部、腹部等，形成了这个年龄段女性特有的“苹果形”身材，也就是说，绝经本身会引起体重增加和身材变化。因此，当医生建议患者服用激素类药物治疗更年期综合征时，千万不要因为怕胖而拒绝这一确实有效的治疗方案。

## 64 不同的绝经激素方案对体重的影响会不同吗？

更年期女性接受绝经激素治疗，常因个体的不同情况和需求而采用不同的绝经激素方案，各方案对更年期症状的改善基本相同，对体重的影响也都是不增加的。

前面提到，更年期绝经激素治疗对维持身材和降低体重有益处。但医生给每位女性的用药方案不同（选择何种方案医生需依据患者的年龄、停经时间的长短、是否合并代谢异常和基础疾病及患者的意愿决定）。临床上可以选择的药物种类繁多，各种药物各有其特点，需结合患者的个体情况选择最适合的药物。绝经激素治疗以补充雌激素为核心，对有子宫的女性，为保护子宫需要加用孕激素，目前使用的雌激素都是天然的，作用效果基本相同，而孕激素不同，有天然的、合成的和最接近天然的，如雌二醇屈螺酮片（绝经激素治疗药物之一，适用于绝经1年以上的女性）中的孕激素成分是屈螺酮，它除了有普通孕激素的作用外，还具有抗盐皮质激素活性的作用，可以预防水钠潴留，在降低体重、平稳血压等方面，与其他绝经激素治疗药物相比具有优势。

## 65 控制更年期发胖还应该注意哪些问题？

更年期女性采用绝经激素治疗能够稳定体重和保持身材，但控制更年期发胖除绝经激素治疗外，还应注意以下几点。

（1）阅读更年期方面的书籍，了解更年期的保健方法，同时还要树立良好的生活态度和保持乐观的心情，为顺利度过更年期做好心理准备。

（2）健康的生活方式：养成良好的饮食习惯，应适当限制摄入的热量，主要是限制糖和脂肪的摄入，多吃些蔬菜、杂粮、瘦肉、豆制品等，不建议吃减肥药。同时要戒烟、限酒，生活规律，养成良好的睡眠习惯。

（3）适当运动：可以游泳、做瑜伽、慢跑、散步、骑单车和打太极拳等，每天至少坚持30～40分钟。运动要做到持之以恒，成为一种习惯，而且要选择合适的时间和适合自己的锻炼方法，避免关节损伤等。

# 第三节　认知功能的获益

## 66 更年期绝经激素治疗对女性的精神神经系统有益吗？

更年期绝经激素治疗是改善女性精神神经系统症状的有效方法，主要从以下环节发挥作用。

（1）更年期绝经激素治疗能降低焦虑、抑郁、失眠等精神神经系统症状的发生率。血管舒缩症状（潮热、出汗）是发生精神神经系统症状的主要危险因素，而绝经激素治疗能有效缓解血管舒缩症状，所以对于轻度精神神经症状伴血管舒缩症状的围绝经期及绝经后女性，绝经激素治疗是首选的治疗方法。

（2）雌激素通过增强包括情绪调节在内的神经递质的作用，是改善围绝经期及绝经后女性的抑郁症状。且雌激素联合雄激素的效果更显著，还可改善性功能，减轻焦虑和敌对情绪，增加正面情感。

（3）绝经激素治疗在绝经早期内源性雌激素水平下降时应用，对认知功能起保护作用，能延缓认知功能下降，减少痴呆或阿尔茨海默病的发病风险，可作为维持和改善更年期女性认知功能的用药选择。

(4) 绝经激素治疗还能显著改善围绝经期和绝经后女性的睡眠障碍，减少夜间觉醒次数和持续时间，缩短入睡时间，延长快速动眼睡眠时间。

## 67 雌激素能够保护女性的认知功能吗？

雌激素对中枢神经系统具有保护作用，可减少女性认知功能的损伤及延缓痴呆的进展。主要通过以下环节发挥作用。

(1) 雌激素通过增加神经元细胞的突触，促进神经元的再生和修复。

(2) 雌激素可增加脑动脉血流量，减少脑血管病变的危险。

(3) 雌激素通过刺激葡萄糖的运输和摄取，增加脑对血糖的利用，从而改善大脑局部神经元的功能。

(4) 雌激素作用于钙通道，维持细胞内外钙的平衡，降低神经细胞损伤的易感性，缓解神经元退变进程。

(5) 雌激素的抗氧化作用可减少和延缓神经细胞的衰老，对中枢神经系统起保护作用。

(6) 雌激素通过调节载脂蛋白 E 和脑内 β-淀粉样蛋白（Aβ）的代谢，防止 Aβ 的沉积，阻断 Aβ 沉积后对神经元的毒性作用。

(7) 雌激素调控多种神经递质系统，对神经元起直接的营养作用。

## 68 绝经激素治疗能够改善绝经女性的抑郁症状吗？

现有的大量研究结果表明，绝经激素治疗能够有效缓解围绝经期及绝经后女性的抑郁症状，特别适用于轻度或伴有血管舒缩症状的围绝经期抑郁症状患者。但是若为重度抑郁，或既往有抑郁障碍病史，则需考虑联合应用抗抑郁药。

值得注意的是，医生需要仔细分析患者的症状是属于更年期症状还是抑郁、焦虑等精神神经系统症状，再根据症状的严重程度采取相应的治疗措施。如果患者处于绝经过渡期，抑郁、焦虑等症状明显且无绝经期症状，则可进行单纯抗抑郁治疗；如果患者处于围绝经期或绝经期，有明显绝经期症状和轻度抑郁、焦虑症状且无绝经激素治疗的禁忌证，则可行绝经激素治疗，若经绝经激素治疗后抑郁症状仍不能缓解则可加用抗抑郁、焦虑治疗；如果患者处于围绝经期或绝经后期，既有明显的绝经期症状又有明显的抑郁、焦虑症状，则应在绝经激素治疗的同时加用抗抑郁、焦虑治疗。

## 69 绝经激素治疗能够改善绝经女性的失眠吗？

失眠是常见的睡眠障碍，有多重诱因。其中绝经期女性雌激素水平明显下降是睡眠障碍发生的主要原因。因雌激素水平下降引起的血管舒缩症状（潮热、出汗）、情绪障碍（焦虑、抑郁）、骨质疏松症状（夜间腰椎、颈椎、四肢骨关节及肌肉疼痛）等也是导致睡眠障碍的诱因。因此，更年期绝经激素治疗能有效改善绝经女性的失眠。

补充雌激素和（或）孕激素可显著改善围绝经期和绝经后期女性的睡眠障碍，使夜间觉醒次数和持续时间减少，缩短入睡时间，延长快速动眼睡眠时间。对于绝经期睡眠障碍的患者，首先要进行全面评估，了解其睡眠障碍的特点和规律，初步判断其睡眠与绝经有无关系。如果患者在绝经之前，已存在睡眠障碍，而近期无加重，则建议按一般睡眠障碍处理。如果患者进入围绝经期后才出现睡眠障碍并伴有绝经症状，可考虑绝经激素治疗或综合治疗。

## 70 绝经女性如何预防老年期痴呆？

预防老年期痴呆应尽早开始，可以从多个方面采取预防措施。

（1）绝经早期的女性可适当补充雌激素。雌激素可以促进神经传导液的产生和新神经细胞的成长，同时促进血液循环和单糖在大脑中的作用。

（2）避免过度喝酒、抽烟，生活要有规律。过度喝酒会导致肝功能障碍，引起脑功能异常。每日喝酒超过0.3L的人比起一般人容易得脑血管性痴呆。抽烟不仅会造成脑血管性痴呆，也是心肌梗死等危险疾病的重要原因。

（3）饮食均衡，避免摄取过多的盐及动物性脂肪。一日食盐的摄取量应控制在6g以下，少吃动物性脂肪及糖，蛋白质、食物纤维、维生素、矿物质等都要均衡摄取。

（4）适度运动，维持腰部及脚的强壮。手的运动也很重要，常做一些复杂精巧的手工会促进脑的活力，做菜、写日记、吹奏乐器、画画等都有预防痴呆的效果。

（5）预防动脉硬化、高血压和肥胖等，主动调整和建立健康的生活习惯。

(6) 对外界常保持兴趣及好奇心，可以增加人的注意力，防止记忆力减退。老年人应该多做些感兴趣的事及参加公益活动、社会活动等来强化脑部神经活动。

(7) 避免过于深沉、消极、唉声叹气，要以开朗的心态生活。老年人常须面对退休、朋友亡故等失落的生活体验，很多人因而得了抑郁障碍，使免疫功能降低，没有食欲和体力，甚至长期卧床。

(8) 要积极用脑，预防脑力衰退。如在看电视剧时，随时说出自己的感想也可以达到活动脑力的目的。发表读书心得、下棋、写日记、写信等都是简单而有助于保持脑力的方法。

(9) 保持年轻的心态，适当打扮自己。

(10) 随时对人付出关心，保持良好的人际关系，找到自己的生存价值。

## 第四节　结肠癌

### 71 如何识别容易被忽视的结肠癌早期症状？

女性 40 岁以后，每 5 年结肠癌的发病率几乎增长 1 倍。绝经女性与未绝经女性相比，结肠癌发病率要高。

这不仅与物质生活条件、饮食结构、生活方式有关，还与女性逐渐进入绝经期，激素水平下降有关。再加上如果因忙于工作、家庭而饮食不规律，消化道生理节律被打乱，肠道运行不畅，以及精神压力大，影响肠胃功能，大便不畅，大便功能改变等，易导致结肠癌。当出现这一系列消化道症状时，大多数绝经女性会误认为自己年龄大了，肠道功能减弱，未加以重视。

结肠癌早期主要是消化不良等方面的症状，如腹部不适、腹胀、排便习惯改变等，非常容易被患者忽视，需要与胃肠功能失调进行区分。那么，结肠癌早期症状有哪些呢？

(1) 排便习惯的改变：右半结肠癌时表现为早期粪便稀薄，有脓血，排便次数增多，当癌肿继续增大影响到粪便的通过时还可有交替出现的腹泻和便秘；左半结肠癌则多表现为排便困难，并随病情的发展而不断加重。此外，若癌肿位置较低，还可出现排便不畅和里急后重的感觉。

(2) 消化道症状：表现为腹胀、腹痛或消化不良等症状。其中，右半结肠癌时多为腹痛或隐痛；左半结肠癌时多表现为突发梗阻，出现腹部绞痛，伴腹胀、肠蠕动亢进、便秘和排气受阻等。

(3) 中毒症状：早期结肠癌症状常表现为患者出现贫血、低热、乏力、消瘦、水肿等，其中尤以贫血、消瘦为主。

(4) 腹部包块：约50%的患者可发现腹部包块，系癌肿或与网膜、周围组织浸润粘连的肿块，质硬，形体不规则，某些包块可随肠管有一定的活动度，而晚期结肠癌由于癌肿浸润较严重致使包块可固定。

(5) 粪便带血或黏液：右半结肠癌时，出血量小且由于结肠的蠕动使之与粪便充分混合，导致肉眼不易察觉，但隐血试验常为阳性；左半结肠癌其出血和黏液不与粪便相混，约有1/4的患者可在粪便中肉眼观察到鲜血和黏液。

当发现有血便和黏液便、排便习惯改变、腹泻和便秘交替出现等症状时，最好去做结肠镜检查，摒弃侥幸心理。肠癌的高危人群——患有大肠息肉、溃疡性结肠炎者，更应进行定期复查或普查。

## 72 更年期女性接受绝经激素治疗真有预防结肠癌的作用吗？

流行病学调查结果显示，各年龄段男性结肠癌的发生率均高于女性，绝经后女性患结肠癌的风险比绝经前女性高，补充雌激素可以降低绝经后女性患结肠癌风险的30%～40%，因此，雌激素可能对结肠癌的发生起一定的预防和保护作用。

绝经激素治疗能有效缓解和消除围绝经期出现的潮热、出汗、烦躁、易怒等更年期症状，延缓和防止骨质疏松的发生，降低缺血性心血管疾病的危险性。更年期症状的缓解和消除会使女性在身体上、精神上和心理上保持良好的状态，从而完善并加强机体的免疫力，提高体内对某些基因突变的监控和清除能力，起到抗病、防癌的作用。另外，接受绝经激素治疗的女性往往具有良好的自我保健意识，自觉定期检查，甚至定期接受肠镜检查，与未进行绝经激素治疗的女性相比，身体普查频率明显增加。

# 第八章
# 如何进行绝经相关激素治疗

## 第一节 绝经激素治疗的启动和窗口期

### 73 绝经激素治疗从什么时候开始用药为好？

从目前的研究结果来看，更年期综合征的绝经激素治疗应该从有症状时尽早开始。那么这个“早”的概念是什么呢？当然不是说从年轻时就应该补充，年轻时不缺乏雌激素就不用补充，所谓的早补充是指从缺乏雌激素的早期就开始补充。为什么这么说呢？许多疾病的治疗存在一个“窗口期”或“时间窗”，所谓“窗口期”是指在这个时间段或年龄段开始用药就有好处，而过了这个时间段或年龄段再开始用药治疗，益处减少，甚至可能会增加不利的影响。

前文所述，绝经激素治疗能缓解潮热和出汗等血管舒缩症状及泌尿生殖道症状，并能预防骨质疏松和骨折；同时，从更年期的早期开始及时补充雌激素，可以减少动脉粥样硬化的发生，并在一定程度上减少发生老年期痴呆的风险。如果错过“窗口期”，岁月给身体带来的老化将不可逆，即便雌激素能够延缓骨量丢失、改善血脂状态，但骨质疏松已经形成，动脉粥样硬化和神经系统的退化都已经发生，将不能降低心血管疾病和老年期痴呆的发生风险。因此，从围绝经期开始到绝经早期，是进行绝经激素治疗的最佳“时间窗”。所谓绝经早期，国际绝经学会和各国专家的共识是——60岁以前或绝经年限低于10年，在这段时期开始对有症状的更年期女性进行绝经激素治疗，将形成对心血管系统和神经系统的长期益处，将绝经激素治疗的风险降到最低。

## 74 月经不来1年多了，但自觉没有更年期症状，需要补充雌激素吗？

虽然没有更年期症状，但绝经激素治疗除了能缓解更年期症状以外，还有其他益处。女性绝经前后会出现性激素尤其是雌激素波动或减少所致的一系列以自主神经系统功能失调为主并伴有神经、心理不适的症状（如潮热、出汗、血压波动、情绪不稳、焦虑、抑郁、失眠、记忆力下降等），称为围绝经期综合征，又称更年期综合征。顾名思义，更年期综合征主要发生在更年期，更年期女性不一定都会出现更年期综合征，症状轻重也有差别。但雌激素缺乏除了引起上述在绝经近期可能出现的症状外，随着雌激素缺乏的持续存在，绝经女性还会出现一些远期问题，这些问题会伴随女性终身，并会逐渐加重，如泌尿生殖道症状、骨质疏松（从围绝经期开始，骨质的吸收速度大于生成速度，促使骨质丢失而发生骨质疏松，继而骨折的发生率增加）；同时，雌激素水平的下降导致其对心血管系统和大脑的保护作用下降，患心血管疾病和阿尔茨海默病的风险增高。随着女性寿命的不断延长，现代女性的后半辈子都将在绝经后状态中度过，如果不在“时间窗”开始使用激素，将不能获得激素对心脑血管的保护作用。因此，虽然还没感受到更年期给生活带来的影响，但身体内已经悄然变化了，如骨量渐渐减低、血脂代谢渐渐变差、脑力渐渐变坏等，为了能健康度过绝经后的岁月，建议女性即使没有更年期的自觉症状，也应该及时到更年期门诊接受检查，判别是否到了该早期补充雌激素的“窗口期”。

## 75 绝经10多年才知道补充雌激素的好处，现在可以开始补充吗？

绝经激素治疗主要是帮助处于围绝经期或绝经早期的女性改善其明显的不适症状，并可预防骨质疏松，同时在这个时间段使用激素，将形成对心血管系统和神经系统的长期益处。但是，对于绝经10年以上或年龄超过60岁的女性，若既往没有接受过绝经激素治疗，就不建议再开始补充雌激素。

心血管疾病是绝经后女性死亡的主要原因，说明缺乏雌激素会给心血管健康带来不利影响，而且这些影响是不可逆的。根据目前已知证据，当女性60岁以后或绝经10年以上，雌激素对冠状动脉疾病没有治疗作用，也不能改善阿尔茨海默病的症状或减慢疾病进展，这个时候如果才开始补充雌激素，还会增加绝经激素治疗的风险。所以女性如果既往没有使用绝经激素治疗，在60岁以后，就不适宜再补充雌激素。那么已经接受绝经激素治疗的女性年过60岁是否可继续使用雌激素？这种情况应请医生进行检查，分析身体状况，如果没有禁忌证出现，健康良好，绝经激素治疗评估总体获益大于风险，就可以继续用药。

## 76 65岁了，阴道炎总发作，电视讲座说补充雌激素好，可以服用吗？

65岁已过了绝经激素治疗的“窗口期”，所以不宜再开始口服激素了。这时，与雌激素缺乏有关的问题需要寻求其他的解决办法。

女性年轻的时候，体内的雌激素会使阴道上皮增生、变厚，并增加细胞内的糖原含量，阴道上皮细胞分解糖原为单糖，阴道内的乳杆菌再将单糖转化为乳酸，使阴道维持在一个酸性环境中，这样的酸性环境不利于细菌的生长。女性绝经以后雌激素水平降低，阴道壁萎缩，黏膜变薄，上皮细胞内糖原含量减少，阴道内 pH 值升高，局部抵抗力降低，细菌容易入侵、繁殖，引起炎症。此时，补充一些雌激素有利于恢复阴道的健康环境。但是年岁已高，不适宜口服雌激素怎么办呢？对于这种情况，可以阴道局部使用雌激素，如雌激素软膏或含有雌激素的药片。这样既可以缓解阴道局部症状，也可以避免口服雌激素可能带来的全身不良反应。

## 第二节　用药前评估

### 77 更年期症状可用雌激素治疗，可以自己去买药并使用吗？

对于有更年期症状的女性，虽然补充性激素是有益的，但因为可用的激素药物有不同种类、剂型和剂量，用药方案的选择也因人而异，故用药必须在妇科内分泌或更年期门诊医生的指导下进行，患者不宜擅自用药。在给予绝经激素治疗前，医生应对患者进行慎重的评估，判断其有无适应证（是否需要使用激素）和禁忌证（是否能使用激素）。有下列情况者均不适宜应用绝经激素治疗：已确诊或怀疑有乳腺癌、激素依赖性恶性肿瘤、不明原因的异常阴道出血、脑梗死病史、严重的肝肾疾病等。还有一些内、外科疾病如类风湿关节炎、胆囊炎等，属于慎用激素的情况。在评估之后，对于可用绝经激素治疗更年期症状的女性，给予其个体化绝经激素治疗方案。例如，对于已经切除子宫的绝经后女性，单纯补充雌激素就可以；对于有子宫的女性，用雌激素时必须加用孕激素以保护子宫内膜，避免子宫内膜癌。以性交痛、老年性阴道炎症状为主的更年期女性，阴道局部涂抹雌激素软膏就可以解决相应问题。

在用药过程中，患者还要遵循医生嘱咐，定期复诊，因为医生需要根据治疗效果来调整用药方案，同时监测少数人可能会出现的一些不良反应（如非预期阴道出血、乳房胀感、轻度消化道不适等）并及时处理。每年医生还要评估各个患者进行绝经激素治疗的利益/风险比，利大于弊可以继续应用，风险增加时需要调整绝经激素治疗方案，甚至停用。在应用绝经激素治疗的过程中，如果发现乳腺异常、异常阴道出血、子宫内膜异常增生、子宫肌瘤增大等情况，需及时停药，密切观察。综上所述，绝经激素治疗的适应证、禁忌证、慎用情况、利益/风险比的评估、治疗方案的调整，均需要由经验丰富的专科医生进行，患者切不可自作主张，否则用药不但无益反而有害。

## 78 正服用几种治疗内科疾病的药物，可以同时接受激素治疗更年期症状吗？

有内科并发症的患者，并非是绝经激素治疗的绝对禁忌，是否可以应用绝经激素治疗，需结合具体情况个体化分析以区别对待。常见的内科并发症有高血压、糖尿病、脑梗死、肝功能异常和肾功能异常等。对于有糖尿病、高血压的患者，应仔细询问病史时间、严重程度、治疗经过、目前控制情况等，未经专科诊治的患者建议其先到专科就诊，待血糖、血压控制稳定后再行绝经激素治疗。对于近6个月内有脑梗死或静脉血栓发生的患者，应仔细询问患者血栓栓塞性疾病的活动情况，在活动期应暂缓绝经激素治疗，待病情平稳后可考虑经皮给药。对于肝功能异常和肾功能异常的患者，在绝经激素治疗之前需仔细询问病史，了解肝功能和肾功能的状态、疾病的严重程度、治疗经过及目前病情，原发性疾病经积极治疗且肝功能和肾功能已稳定后，对需要绝经激素治疗的患者，可选择经皮或经阴道吸收的药物，减少肝和肾的负担。因雌激素可诱发血卟啉病的急性发作，雌激素、孕激素可恶化耳硬化症，孕激素可促进脑膜瘤的发展，故将上述疾病列为绝经激素治疗的禁忌证，这些患者如果有更年期症状，建议用植物类药物、中成药进行替代治疗。有血栓形成倾向、胆囊疾病、癫痫、偏头痛、哮喘、高催乳素血症、系统性红斑狼疮、乳腺良性疾病、乳腺癌家族史等为绝经激素治疗的慎用情况，应稳定原发性疾病后，权衡利弊，决定是否使用绝经激素治疗及个体化用药方案。在具体用药时，要仔细阅读药物说明书，注意药物之间是否存在互相影响，尽量避免不良反应的发生。

## 79 到更年期门诊开药，医生为什么要问患者生过什么病？

人类的大多数疾病都与遗传因素有关，一个人的遗传背景就是父母传给其的患病易感性。因此，在绝经激素治疗用药前评估中，家族史（尤其是乳腺癌及子宫内膜癌等恶性肿瘤史）是一个非常重要的评估内容，可以有效地帮助医生明确患者是否存在高危因素，是否存在应用绝经激素治疗的禁忌证，以及在应用绝经激素治疗时为其设定个体化的用药、随访及监测方案。以乳腺癌为例，如果患者本人的母亲、女儿、姐妹中有乳腺癌患者，即医学上所谓的有乳腺癌家族史的女性，其发生乳腺癌的风险比没有家族史的普通女性高，这就意味着在进行绝经激素治疗时，需要格外关注其的乳腺情况，绝经激素治疗之前需行严格的乳腺检查，如乳腺钼靶或磁共振成像，若发现可疑癌变或癌前病变，不应使用绝经激素治疗。在绝经激素治疗的过程中，对有乳腺癌家族史的女性，应至少每年进行1次乳腺超声或乳腺钼靶，以了解乳腺的基础状况，以便及时发现异常；在绝经激素治疗用药随访监测过程中，若发现乳腺结节、肿块、乳腺血液供应异常等情况应暂停用药，并联系乳腺专科医生进行治疗。

## 80 更年期补充激素为什么要进行妇科检查？

补充雌激素作为缓解围绝经期相关症状的有效手段，并非每个人都适用。医生决定是否应当给予激素补充，除了仔细了解病史，更需要全面地评估女性的身体状况。妇科检查作为女性身体检查的重要部分，目的是为了判断绝经状态、排除生殖系统疾病。妇科检查有助于专科医生了解患者泌尿生殖道萎缩的程度、有无异常子宫出血、有无子宫或阴道前后壁的脱垂、是否存在尿失禁，结合患者的不适症状，判定是否需要给药，以及阴道局部给药的必要性和可行性。妇科检查另一重要作用是有助于了解是否存在生殖系统和邻近器官的器质性病变，如同时行子宫颈细胞学检查判断是否有子宫颈炎症性病变、癌前病变或子宫颈癌，是否存在盆腔异常征象（肿块、子宫肌瘤、子宫腺肌病、子宫内膜异位症、各类肿瘤等），以排除绝经激素治疗的禁忌证。一个简单、无创又经济的妇科检查无论是对于治疗前的评估还是用药过程中的随访和监测，都有着仪器或实验室辅助检查不可替代的作用。

## 81 更年期补充激素前为什么要做盆腔B超？

盆腔B超对更年期绝经激素治疗前的个体评估至关重要。更年期绝经激素治疗之前，患者需要进行全面的身体状况评估，包括盆腔器官的检查。盆腔检查一方面要评估生殖器官的生理状态（如是否萎缩），另一方面还要排除病理状态（如炎症、肿瘤等）。盆腔B超作为无痛、简便、有效、经济的一种检查诊断方法，患者容易接受。B超可以客观地评估盆腔脏器状况，弥补一般妇科检查手诊的不足。在临床工作中，因患者肥胖或检查时腹部紧张常使妇科检查触诊不清，盆腔B超可以排除这些因素的影响，更为客观地反映盆腔脏器的状况。如果有盆腔包块，盆腔B超还有更多的优势，能进一步探查包块的来源、囊实性、有无乳头、血流分布及供应情况、与周围组织的关系，对于盆腔包块性质的诊断意义重大。盆腔B超对于子宫内膜的检查同样有重要意义，对于检查发现子宫内膜厚度＜5 mm（撤退性出血后）的个体，使用绝经激素治疗是安全的，而子宫内膜厚度＞5 mm者需着重关注，排除子宫内膜病变，如子宫内膜息肉、黏膜下肌瘤等，这些靠妇科检查是无法得知的。盆腔B超还增加了子宫小肌瘤的检出率，在绝经激素治疗的过程中，对于是否有新发肌瘤、子宫肌瘤大小的观察更为客观、准确。目前，盆腔B超常用的是经阴道超声，分辨力更好，图像比腹部超声更清晰，在检出子宫颈囊肿、子宫内膜息肉、子宫小肌瘤、卵巢病变等方面有优势，也使受检者免于充盈膀胱的痛苦，值得临床推广。

## 82 更年期补充激素前检查乳腺用什么方法好？

乳腺检查是更年期绝经激素治疗前必不可少的检查项目，常用的乳腺检查方法包括乳腺的视诊和手诊、乳腺钼靶、乳腺超声、乳腺磁共振成像、乳腺红外线检查等。乳腺的视诊和手诊作为乳腺检查的基础，非常重要。通过检查可以观察两侧乳房形状对称与否、皮肤有无“橘皮样”改变、有无乳头“溢液”、有无肿块等，初步发现乳腺异常。但体格检查存在局限性，容易遗漏微小病灶，故建议在查体的基础上，增加辅助检查。乳腺钼靶对病变具有很高的探测率，对簇状微小钙化诊断的敏感度达95%。乳腺超声无辐射，其优点是对囊性病变敏感，具有实时性，可动态观察病灶的弹性、活动性及彩色多普勒血流情况，但对微小钙化的检出率及敏感度逊于乳腺钼靶，且不能可靠区分良恶性。乳腺磁共振成像的优点是可用于双侧乳腺同时成像、断层能力及任意三维成像，可使病灶定位更准确，显示更直观，对胸壁侵犯的观察及胸骨旁、纵隔及腋窝淋巴结转移情况的显示优于其他检查方法，但其显示微小钙化不敏感，亦无法取代乳腺钼靶。目前，乳腺钼靶仍是乳腺筛查的主要方法，其与乳腺超声结合为乳腺筛查的黄金组合，乳腺磁共振成像是重要的补充检查手段。乳腺红外线检查因方法简单，亦容易遗漏微小病灶，不作为首选推荐。

## 第三节　绝经激素治疗常用药物的特点

### 83 绝经激素治疗的核心是什么？

雌激素对女性而言非常重要，雌激素广泛作用于人体各个组织器官，与女性的生育力及多个组织器官的正常生理功能均有关。绝经给女性带来的问题多种多样，从围绝经期开始，出现月经失调、血管舒缩症状和精神神经症状，随后泌尿生殖道萎缩症状明显；绝经晚期，老年慢性疾病如骨质疏松、心脑血管疾病和老年期痴呆的发生，其本质都与雌激素缺乏有关。作为更年期女性健康策略重要组成部分的绝经激素治疗是针对女性因卵巢功能衰退、性激素分泌不足所导致的健康问题而采取的临床医疗措施。因此，绝经激素治疗的核心是雌激素。

### 84 口服雌激素有什么特点和优势？

口服雌激素是绝经激素治疗中最经典的一种用药方

式，符合绝大多数人的用药习惯，历史上关于绝经激素治疗的大量临床研究资料采用的均是这种用药方式，有最充分的临床用药证据及经验。口服雌激素的主要优势是使用简单、方便，价格相对便宜，患者依从性较好。但是口服用药的方式决定了药物使用后首先会经过肝代谢，即存在肝首关效应，可能会影响患者的出血、凝血系统，增加血栓发生的风险。口服用药同时可增加胆汁胆固醇的饱和度，减少胆酸的浓度，也增加了胆石症等胆囊疾病的发生风险。当然，肝的首关效应也不全是不好的影响，如正因为肝首关效应，口服雌激素对血脂的良性影响更加显著，表现为高密度脂蛋白升高、低密度脂蛋白降低。

## 85 经皮用雌激素有什么特点和优势？

通过皮肤途径吸收的雌激素首先进入体循环，故避过了肝首关效应，减少了对肝的刺激，对出血、凝血系统影响小，血栓疾病风险小；不增加胆汁胆固醇的饱和度，符合生理状态，对胆囊生理影响小；由于雌激素可经皮肤吸收直接进入体循环，基本不被破坏，生物利用度高，因而使患者总摄入药量降低。经皮肤贴剂能使雌二醇较稳定地释放，故可以每周 2 次或每周 1 次更换贴片即可。经皮肤途径吸收的雌激素可降低甘油三酯，不影响血浆总胆固醇、低密度脂蛋白和高密度脂蛋白水平，可提高胰岛素敏感性而不改变血浆生长激素浓度，不改变肝对肾素—血管紧张素—醛固酮系统的作用，故对于以甘油三酯升高为主的血脂异常、糖尿病、高血压、慢性肝胆疾病、胃肠道疾病、凝血功能障碍等不能耐受口服给药，但又需要应用雌激素的患者更安全。缺点是即使剂型改进，仍有部分患者存在过敏的问题。

## 86 经阴道用雌激素有什么特点和优势？

经阴道用雌激素制剂是女性特有的一种给药方法，避免了肝首关效应，可持续给药，无胃肠道刺激，同时限制全身吸收，全身不良反应小。经阴道雌激素给药不受“窗口期”的限制，故在患者年岁已高时仍可以使用，且无须担心全身不良反应。阴道用药可以在阴道局部提供足量的雌激素来逆转阴道发生的萎缩性改变，帮助患者改善阴道干燥、刺痛、性交痛和性交后出血等阴道萎缩症状，同时有助于恢复阴道的正常菌群和生理值，增强泌尿生殖道上皮细胞对感染和炎症的抵抗力，改善患者尿急、尿痛、尿频和尿失禁等泌尿道症状。

## 87 绝经激素治疗时为什么要加孕激素?

虽然绝经激素治疗以补充雌激素为核心，但对于有子宫的女性需同时添加孕激素，因为大量临床病例及研究表明，如果单独长期应用雌激素而不加用孕激素，子宫内膜可能过度增生，甚至异常增生致使其发生癌变。所以对于有子宫的女性，绝经激素治疗方案中在补充雌激素的同时，必须添加孕激素以保护子宫内膜，防止子宫内膜病变的发生。孕激素可以周期性添加，也可以连续添加。如果选择周期性添加，建议每月用药 10～14 天。长周期添加的方式即每 2～3 个月添加。有子宫的女性只要在补充雌激素的同时添加孕激素，就可以防止子宫内膜癌变；如果采用连续联合的方式添加孕激素，还可以降低子宫内膜癌的发生率。

## 88 合成孕激素与天然孕激素有什么区别?

临床上应用的孕激素制剂根据化学结构的不同分为天然孕激素和合成孕激素 2 类。天然孕激素是由卵巢黄体分泌的，妊娠期胎盘也有分泌，其化学结构为孕甾-4-烯-3,20-二酮，称为黄体酮，常用剂型有黄体酮针剂及黄体酮胶丸或胶囊等，天然孕激素无雌激素及雄激素活性。合成孕激素是以共同的环戊烷多氢菲结构为基础，在不同位置添加或改变了一些基团，衍生出的活性不同的孕激素，由于雌、孕、雄3种激素存在结构上的相似性，所以各种合成孕激素除了具有共同的孕激素效应以外，依其改变基团的具体不同，还会具有弱的雌激素活性、雄激素活性、抗雄激素活性、抗雌激素活性、糖皮质激素活性或抗盐皮质激素活性等。根据基团的不同，这些“其他作用”也各不相同，在脂代谢、糖代谢、水和电解质、心血管、乳腺疾病等方面也有不同的影响。相对于合成孕激素，应用天然孕激素或接近天然的地屈孕酮，患乳腺癌的风险较低，对体内的生理代谢干扰也较少。

目前合成孕激素的种类繁多，大致可分为衍生于17-羟醋孕酮类的孕激素和衍生于19-去甲睾酮类的孕激素。衍生于17-羟醋孕酮类的孕激素如醋酸甲羟孕酮、醋酸环丙孕酮，其最大的特点是具有很强的抗雄激素作用，是目前临床上所有孕激素中抗雄激素活性最高者。衍生于19-去甲睾酮类的孕激素如左炔诺孕酮，是最高效的孕激素，具有雄激素活性和抗雌激素活性。近年来，新型孕激素不断被开发，如逆转孕酮衍生物——地屈孕酮，它是具有强效的高选择性口服孕激素，在结构上与天然孕酮相比，碳原无雌激素和雄激素作用或肾上腺皮质醇活性，保持单纯的孕激素效应，可称之为“中性”孕激素。地屈孕酮几乎不影响葡萄糖和胰岛素代谢，也没有镇静、催眠作用。此外，还有衍生于17-螺甾内酯的衍生物——屈螺酮，其最大的特点是具有抗盐皮质激素活性，可缓解与醛固酮分泌有关的水钠潴留和体重增加。患者应用后可减轻水钠潴留，并可轻度降低血压，对于血压偏高或不稳定的绝经后女性具有独特益处。

## 89 替勃龙是一种什么药？更年期用替勃龙时需要加孕激素吗？

替勃龙是一种单一的化合物，并非雌激素、孕激素的混合物。其有效成分的化学名称是7-甲异炔诺酮，口服后迅速代谢为3α-羟基替勃龙、3β-羟基替勃龙和Δ4-异构体3种化合物，其中3α-羟基替勃龙、3β-羟基替勃龙与雌激素受体相结合，起雌激素样作用，而Δ4-异构体主要与孕激素和雄激素受体相结合，从而产生孕激素活性和弱的雄激素活性。所以应用替勃龙时不需额外加用孕激素，其作为组织选择性激素活性调节药，临床效果与雌激素、孕激素连续联合方案的效果相似，适用于不希望有月经来潮的绝经后女性。替勃龙在绝经激素治疗上的应用有较长的历史，目前在全球91个国家被批准用于更年期综合征的临床治疗，又因其是具有雄激素活性的药物，尤其适用于性生活障碍、情绪障碍的绝经后女性。

## 90 如此繁多的雌激素和孕激素种类，该怎么选择？

目前，临床上可供选择的雌激素和孕激素药物种类繁多，各种药物各有其特点，不存在某种药物绝对优于其他药物的情况，用药必须个体化，需根据每位女性的生活质量、健康关注和个体风险因素等方面进行综合考虑（如年龄、绝经年限，以及静脉血栓、脑卒中、缺血性心脏病和乳腺癌的发病风险）。用药剂量和持续时间应该与治疗目标和安全性相一致，并应个体化。所以只有根据患者的实际情况，经专业医生对其进行绝经激素治疗获益和风险的综合评价，选择适合患者的绝经激素治疗药物，才能达到治疗绝经综合征的最大益处，即“没有最好，只有最适合”的激素药物。

## 91 更年期补充激素有几种药物可以选用？

更年期女性体内缺乏的性激素主要是雌激素和孕激

素。孕激素缺乏造成月经失调和停经，雌激素缺乏不仅造成出血量异常，月经不规律，停经乃至闭经，还会引起身体和精神方面的不适，如潮热、出汗、失眠、易激动、骨痛、尿失禁、性交痛等。所以更年期绝经激素治疗主要是补雌激素和孕激素。孕激素的作用主要是调整月经周期趋于规律，避免经量过多，同时对于有子宫的女性，在补充雌激素的同时，一定要加用孕激素来保护子宫内膜，避免子宫内膜过度增生甚至异常增生。孕激素主要选用天然孕激素或接近天然的药物，如黄体酮胶囊、地屈孕酮（达芙通）等。孕激素每个周期至少应用10～14天。雌激素也应选用天然制剂，临床常用的口服雌激素有戊酸雌二醇（补佳乐）、结合雌激素（倍美力）等。非口服的雌激素有皮贴剂和霜剂，国内有康美华、松奇等皮贴剂，每7日换1帖，与口服雌激素相比，有降低静脉血栓、心血管疾病、胆囊疾病、乳腺癌的发病风险等益处，非口服途径用药近年来逐渐被重视。此外，还有专门用于阴道的雌激素制剂，常用的是雌三醇软膏（欧维婷），针对阴道、尿道症状为主的较年长的女性。

前文所述，有子宫的女性，补充雌激素一定要联合应用孕激素，此时应用复方制剂可能更方便。如果想要有“人工月经”，可采用周期序贯方案，可选用复合包装的戊酸雌二醇/雌二醇环丙孕酮片（克龄蒙），按序每日1片，用完1盒后停7天再开始下一盒；或采用雌二醇/雌二醇地屈孕酮片（芬吗通），按序每日1片，用完1盒后直接开始下一盒，中间不停药。如果不想要“月经”而采用连续联合方案，可选用雌二醇屈螺酮片（安今益），每日1片连续不停用。

除了上述的孕激素、雌激素和雌激素、孕激素复合片，更年期绝经激素治疗中还有一类药，即替勃龙（利维爱），其主要成分为7-甲基异炔诺酮，口服后迅速代谢成3种化合物，其中3α-羟基替勃龙和3β-羟基替勃龙2种化合物具有雌激素样活性，而Δ4-异构体具有孕激素和雄激素样活性，故替勃龙如前面所提到的雌二醇屈螺酮片一样可选作为不来月经方案的用药。因价格不高，不来月经，增加性趣，至今替勃龙已在91个国家获批用于治疗更年期综合征，用药推荐每日服用1.25～2.50 mg，即半片至1片。

## 92 只是月经失调，没有更年期症状，需要补充激素吗？

月经失调是更年期最常见的症状，更年期月经失调模式多种多样，可表现为月经周期不规则、经期持续时间长、经量增多或减少等。更年期月经失调最主要的原因是卵巢功能减退，无排卵周期增多，导致异常子宫出血。在明确排除器质性病变后，不排卵的孕激素缺乏导致更年期月经失调的治疗应以孕激素补充进行周期治疗为主。月经失调的急性出血期以止血为目的，长期治疗以调整周期、控制出血量和防止子宫内膜病变为目标。更年期女性如果仅有月经失调而没有更年期症状，可先用单用孕激素周期治疗，恢复规律月经。建议每月服用孕激素 10～14 日，推荐应用天然孕激素如微粒化黄体酮或接近天然的孕激素——地屈孕酮，无上述药物也可应用甲羟孕酮。如果月经失调的同时伴随潮热、焦虑、失眠、健忘等相关症状，并影响生活质量，应同时补充雌激素和孕激素。建议使用周期序贯（或连续）治疗，既能恢复规律月经，又能有效缓解绝经相关症状。

## 93 没有绝经的女性因病切除子宫后，该怎么补充激素来提高生活质量呢？

王女士 4 年前因为子宫腺肌病伴重度痛经接受了全子宫切除术，当时才 42 岁，术后没有月经，疼痛也消失了，感觉很自在。但最近半年她开始出现睡眠不安，情绪急躁，跟丈夫和同事常发脾气，自己内心也很苦闷，不知是怎么回事。王女士的姐姐登门看望妹妹后，觉得王女士是更年期症状，正好自己在进行更年期绝经激素治疗，就说：“我吃激素后更年期症状都好了。”我单位能报销，你就吃我的药好了。王女士不放心，拿着姐姐的药到医院妇科咨询张医生。张医生从药盒拿出药，看到药板上有2种不同颜色的药片，便提醒王女士说："这个药含有2种激素，不适合你吃。"这是什么原因呢？原来女性通过补充激素治疗更年期症状时，最要紧是先看有没有子宫，虽然治疗更年期症状是以补充雌激素为主，但长期单用雌激素会增加有子宫的女性发生子宫内膜癌的危险，所以有子宫的女性在进行雌激素治疗时，一定要加用孕激素来保护子宫内膜，也就是需要用2种激素。王女士已切除子宫4年，无子宫内膜，只要单纯补充雌激素就可以了。听完张医生的解释，王女士接受了医生为自己开的单含雌激素的药物，服药半个月后，王女士感到晚上睡觉安稳了，在单位工作顺利了，在家里也不和丈夫争吵了。雌激素治疗使得王女士终于摆脱了更年期的困扰。

## 94　44岁，已经不来月经1年了，补充激素可以让月经再来吗？

44岁的年龄，最近1年月经都没有来，又没有其他病症，可以考虑是绝经了。医学上的解释是40岁以上的女性，无原因月经停止12个月可确认为绝经。绝经的真正含义是指卵巢衰竭，没有足够的激素促使子宫产生月经。大样本相关调查显示，中国女性平均自然绝经年龄是49.5岁。经调查，大多数不到50岁绝经的女性，在寻求绝经激素治疗时多希望服药后能来月经，这种有月经的来潮会让自己感觉更年轻。为更年期和绝经后女性进行绝经激素治疗的标准规范由权威的《中国绝经管理与绝经激素治疗指南（2018）》提供，其中对于希望有月经的女性，推荐人工月经方案，即雌激素与孕激素序贯给药的方式补充激素。这种用药方式模拟女性生理周期，每月用药21～28天，在每天用雌激素的基础上，每月后半期加用孕激素10～14天，2种激素一起停药后就来“月经”了，人工月经的量和周期都会比较正常。如果认为2种药搭配吃比较麻烦，容易搞错，医院也有复方制剂提供，在复方制剂中一半药片仅含有雌激素，另一半药片既有雌激素又有孕激素，2种药物颜色不同以便区分，先服用单药片（含雌激素），每天1片，服用单药结束了再服用复合片（含雌激素与孕激素），每天1片，每个月的药片独立包装成一盒，应用方便，停药7天内会来月经。如果停药7天不来月经，就要到医院请医生检查，提供处理意见。

## 95 想补充激素，又不想来月经，怎么办？

绝经后补充激素以治疗绝经健康问题，有多种方案，包括来月经和不来月经的方案。一般绝经3～5年的女性，在寻求绝经激素治疗的同时，多希望不要再来“麻烦”的月经了。如果既要解决绝经带来的不适症状，想获得骨骼健康、“血管年轻”、“脑子灵光”的好处，又不想每个月有“月经”的骚扰，可以向更年期门诊医生提出自己的想法，医生可以给予不来月经的绝经激素治疗方案。不来月经的方案有2种，第一种是雌激素、孕激素联合用药，即每日都吃雌激素和孕激素，连续用药不停顿。医院里也提供不来月经方案的复方制剂雌二醇屈螺酮片（安今益），每日1片，用药方便。第二种就是服用组织选择性雌激素活性调节药——替勃龙（利维爱），推荐每日半片到1片（1.25～2.50 mg/d）；该药口服后对情绪异常、睡眠障碍和性欲低下有较好的效果。当然，联合方案可以不来月经，对子宫内膜的安全性也很高，还可以降低子宫内膜癌的发病风险。雌二醇屈螺酮片和替勃龙对乳腺的刺激均较小，可能具有更高的乳腺安全性。值得提醒的是，不来月经也要注意到医院定期复查。如果在服药过程中意外出血，要及时到自己的主治医生那里咨询和接受检查，明确出血原因，对症处理，绝大多数的出血原因都是良性的，不必过分担忧。

## 96 不想服用激素，但阴道总不舒服，也不能进行性生活，有办法解决吗？

很多中老年女性绝经后面临阴道干燥、性交痛、外阴瘙痒、阴道分泌物有异味等困扰，这种阴道不适不能自行缓解且反复发作，不仅影响了绝经后女性的日常生活，还影响了夫妻关系。绝经后反复阴道不适的主要原因是卵巢“退休”，体内雌激素水平的下降导致生殖道萎缩。虽然补充雌激素对改善生殖道萎缩症状效果很好，但是由于恐惧全身应用雌激素的不良反应，或感觉天天口服雌激素太麻烦，影响了一部分仅有阴道局部症状的绝经后女性尽早使用雌激素来进行治疗。其实绝经激素治疗的方案有很多，如果没有明显的更年期全身症状，仅仅是阴道干痛、尿频、尿失禁等泌尿生殖道萎缩症状，可以使用局部雌激素用药方案。阴道局部用药的剂量一般较口服的要小，不仅直接发挥局部作用，还避免了口服药物的肝首关效应，降低了用药风险。常用的局部雌激素药物有雌三醇乳膏、结合雌激素软膏、普罗雌烯阴道胶囊或乳膏及氯喹那多－普罗雌烯阴道片。具体方法：阴道用药每晚 1 次，连续使用 2 周症状缓解后，改为每周用药 2～3 次。

## 97 更年期有几种补充激素的用药方法？

更年期绝经激素治疗的药物有不同剂型，如片剂、胶囊、霜剂、膏剂和皮贴剂等，适合不同部位的用药。绝经激素治疗用药途径分为口服和非口服两大类，各有特点，在具体的选择上要根据患者本人的用药需求及意愿综合考虑。口服用药是常规应用的、首选的途径，符合大部分人的用药习惯。口服用药简便，价格相对便宜，但是药物经过肝代谢，有肝首关效应，对某些患者如有胆囊疾病、有血栓风险背景者不适宜。非口服途径包括经皮肤途径和经阴道途径，可避免肝首关效应，减轻肝负担，使用方便。与口服途径相比，皮肤给药的静脉血栓、心血管疾病、乳腺癌、胆囊疾病的发病风险较低。阴道给药是膏剂，阴道黏膜容易吸收，为治疗萎缩性阴道炎、绝经后尿道综合征的首选方法，可每晚用药或每周用药 2～3 次。经皮肤给药时如霜剂涂抹每天 1 次，阴道膏剂和皮肤霜剂对不能耐受口服用药的患者提供了安全用药途径，但缺点是个体差异大，且不易控制每天用量。如果用缓释皮贴剂，较能精确控制药量，皮贴剂有不同的每天释放剂量可选，根据患者的症状需求选用，每周更换 1 帖。

## 98 来月经和不来月经的绝经激素治疗方案效果一样吗？

女性绝经后，补充激素的主要目的首先是缓解近期和中期绝经症状，如潮热、出汗、失眠、焦虑、抑郁、频发阴道炎、尿道综合征、性交不适、骨痛等。其次是远期健康问题，如预防心脑血管疾病、骨质疏松和骨折、老年期痴呆等。来不来月经不是补充激素的目的，但患者可以依照自己的意愿选择来月经方案（周期序贯法或连续序贯法）或不来月经方案（连续联合法）。较早绝经的女性（比当地人群平均绝经年龄早）或绝经早期的女性（绝经 2～3 年）多选用来月经方案。绝经年限较长的女性（5 年以上）多接受不来月经的方案。少数情况下为减少风险，对于一些特殊的女性如子宫内膜异位症患者、子宫内膜增生病史患者和系统性红斑狼疮患者，医生会建议选用雌激素、孕激素联合的不来月经方案。

来月经的方案就是一个疗程里，每天应用雌激素，孕激素应用半程（至少 10 天）；不来月经的方案就是每天都应用雌激素加孕激素，当然此时孕激素的日用量相对较小。这 2 种方案中，雌激素的用法和用量是相当的，所以对补充激素达到的治疗目的是一样的，也就是说不管来不来月经，用药后缓解潮热、出汗、失眠、焦虑、抑郁、频发阴道炎、尿道综合征、性交不适、骨痛等症状的效果是一样的。同时对预防心脑血管疾病、骨质疏松和骨折、老年期痴呆等远期健康获益也是一样的。

## 99 更年期补充激素的剂量人人都一样吗？

正如每个人的饭量不同一样，更年期绝经激素治疗的药物剂量也不是人人相同、一成不变的。更年期绝经激素治疗是医疗措施，要对症下药，既缓解症状，又减少不良反应。更年期绝经激素治疗是健康策略，要因个人健康而异，女性的健康历史档案有何特点是否有其他系统健康问题？是否有绝经激素疗法的禁忌？这些都是医生处方时重点关注的问题。更年期和绝经后雌激素补充的量为戊酸雌二醇（补佳乐）1～2 mg/d，结合雌激素（倍美力）0.300～0.625 mg/d，或雌二醇贴片每7日1帖（Climara® 25或50、松奇1.5 mg/帖）。通常把戊酸雌二醇（补佳乐）1 mg/d，结合雌激素（倍美力）0.3 mg/d，以及雌二醇贴片每7日半帖称为小剂量。不同的给药剂量对女性个体内的雌激素水平影响显然是不同的，但雌激素相同剂量在不同女性体内的影响也是不同的。绝经后女性的个体状态会影响其内源性雌激素水平，还会影响外源性雌激素在体内的转换。如吸烟女性会使服药后体内雌激素水平降低，饮酒则相反，饮酒者用药后体内雌激素水平易升高。肥胖的女性由于脂肪组织的转化作用，自身的雌激素水平高于低体重女性。女性在应用绝经激素治疗后，要注意观察自己的原有症状如潮热、出汗、情绪不稳、睡眠不安等是否得到了改善，也要注意是否出现原来没有的症状，如乳房胀痛、胃脘部不适、恶心等，甚至可能有阴道异常出血。一般医生会交代患者用药 1 个月后复诊，如有特殊不适也可以提前去看医生。在看医生的时候，把自己症状改善的情况和新发症状如实告诉医生，医生会和患者充分讨论，也可能进行一些检查，根据患者的具体情况全面分析，维持或调整药物的剂量。一般来说，补充激素的剂量以能够改善症状即可，没有必要追求标准剂量。另一种情况是，有些女性虽然渴望通过绝经激素治疗改善自己的更年期和绝经后的生活质量，但又道听途说或迷信网络传言，恐惧不良反应甚至恐惧患癌症，随便减少剂量或隔三岔五漏服，治疗效果大打折扣，得不偿失。

# 第九章 接受绝经激素治疗的注意事项

## 第一节 初诊和启动绝经激素治疗的注意事项

### 100 出现更年期相关症状应该到医院哪个科室就诊？

有些医院设有更年期门诊，对于患者就方便多了。对于没有专门更年期门诊的医院，可首先到妇科内分泌门诊。更年期是“多事之秋”，一切都是雌激素缺乏“惹的祸”，而有关雌激素及雌激素缺乏所“惹的祸”，当然妇科内分泌医生最清楚，而且，如果患者除了雌激素有变化，还有其他并发症，妇科内分泌医生也会在仔细问诊和检查后，推荐患者去其他相关专科治疗，或帮助患者寻求其他科室的协助，如内分泌科、乳腺科或中医科等。

## 101 开始绝经激素治疗前要做哪些检查？

为了使绝经激素治疗能做到安全有效，医生首先需要判断患者是不是需要使用激素（适应证）、能不能用激素（禁忌证和慎用情况），为此，医生会安排患者接受以下检查。

（1）详细询问病史：包括症状、一般病史、妇科病史、家族史（尤其是乳腺癌及子宫内膜癌等恶性肿瘤史）、性生活史及绝经相关疾病的高危因素。

（2）体格检查：身高、体重、腰围、血压、乳腺及妇科检查。

（3）实验室检查：血常规、空腹血糖和血脂、肝功能、肾功能及子宫颈细胞学检查。

（4）辅助检查：盆腔B超了解子宫内膜厚度及子宫、卵巢有无病变；乳房B超或乳腺钼靶了解乳腺情况；酌情进行心电图和骨密度测定。

## 102 为什么更年期补充激素前要排查肿瘤？

现今，肿瘤的发病率越来越高，究其原因，很难一言以蔽之，但有的肿瘤确实与激素有关，或激素治疗会加速肿瘤的进展。如子宫肌瘤、子宫内膜癌、乳腺癌等都与雌激素相关。即使一些非激素依赖性肿瘤，如果没有及时查明，在绝经激素治疗开始之后忽略了相关处理，肿瘤进展后结局也是令人遗憾的。目前，相当多的恶性肿瘤与绝经激素治疗之间的关系尚不确定。因此，为了安全起见，在绝经激素治疗前，不仅要检查全身器官功能，确定可否用药，还要重点排查肿瘤。

## 103 为什么更年期门诊的医生要问好多内、外科问题？

当您在和更年期门诊医生或妇科医生倾诉您更年期种种不适的时候，您会不会觉得他（她）问了您许多内、外科问题，又开了那么多检查，是不是太浪费您的时间与金钱呢？但是您要知道“量体裁衣”，才能对症下药，而且为预防疾病所花费的金钱，远远低于治疗疾病的开销。绝经激素治疗有很多种方案，适合不同的人群，而有的治疗方案会与您原有的内、外科疾病发生“冲突”。所以医生在开处方之前，需要根据您的年龄和绝经时间长短，主要的更年期症状，内、外科合并疾病的情况，个人的特殊要求和意愿等，来判断您是否可以用绝经激素治疗，同时选择最适合您的治疗方案。

## 104 在更年期门诊，患者会获得哪些健康指导？

在女性进入更年期时，她在家庭和社会中已担任重要角色，身体上的不适和各种疾病的发生将对其工作和家庭产生严重影响。因此，更年期女性健康与否不仅关系她们的生活、工作能否正常进行，而且还会影响家人和孩子的生活质量。绝经激素治疗是维持绝经后女性健康策略的重要部分，整体健康策略还应包括对饮食、运动的调整及限烟和控酒等生活方式的改变。

(1) 锻炼身体的指导：参加任何体育活动都比久坐要好。规律运动可以降低总的病死率和由心血管疾病引起的病死率。经常参加运动者的身体代谢情况、平衡能力、肌肉力量、认知水平及生活质量更好，而心脏不良事件、脑卒中、骨折及乳腺癌的发生率则显著较低。在锻炼中应尽量避免肌肉—关节—骨骼系统损伤。锻炼的最佳方式为每周至少 3 次，每次至少 30 分钟，强度达中等。另外，每周增加 2 次额外的抗阻力练习会得到更多的益处。

(2) 维持健康体重的指导：保持正常的体重非常重要。肥胖［体重指数（BMI）$>25\ kg/m^2$］对身体健康会造成显著影响，在绝经后女性中，肥胖已成为一个日益严重的问题，仅需减轻体重的5%～10%，便可有效改善那些与肥胖相关的胰岛素抵抗引起的诸多异常状况。

(3) 健康饮食的指导：每日进食水果和蔬菜不少于250 g，宜食全谷物纤维，每周2次鱼类食品，低脂饮食。应限制摄入食盐（低于6 g/d），女性每日饮酒的酒精量应不超过15 g。

(4) 科学生活方式的指导：提倡戒烟，避免滥用营养剂，避免晚睡、少睡，增加社交活动和脑力活动。

(5) 基本药物的补充应用：钙剂、多种维生素、活性维生素D等。

(6) 家庭支持：同时与家属沟通，加强家庭成员对更年期女性的心理支持。

## 第二节　用药过程中可能出现的不良反应

### 105 刚开始服用激素，有胃肠道不适怎么办？

激素用药途径有多种，常见的有口服、经阴道、经皮等。口服用药符合大多数人的用药习惯，通常人们习惯采用此途径。不同用药途径各有其优缺点，对于希望缓解潮热和出汗症状、预防骨质疏松、保护心血管的女性，全身用药包括各种口服雌激素和经皮雌激素，可以达到满意的疗效；对于有肝胆功能障碍或血栓形成高危因素者，经皮雌激素用药更有优势；对于仅存在阴道局部症状，或在治疗窗口期以外，经评估全身用药风险更大者，建议经阴道用药以避免全身不良反应。

无论是口服或是经皮，都会因为雌激素对相关部位雌激素受体的作用而产生一些不良反应，如胃肠道反应、阴道出血、乳房胀痛、头晕、皮肤瘙痒及红斑等。刚开始口服激素时，与服用其他药物一样，当药物进入人体后，要经过胃肠道，少数人可以因为药物的刺激或激素本身的作用而产生胃肠道反应，常见的胃肠道反应有恶心、食欲缺乏、呕吐、轻度腹泻等，但这些反应往往随用药时间延长而消失，与食物同服或睡前服用往往可减轻这些反应，一般不用太担心，也不要急于停药，除非胃肠道反应严重到不能耐受，可到医院咨询医生后改用其他途径的激素用药，如经皮贴剂、阴道给药等。医生会根据患者的特征，选择最适宜的个体化治疗。

## 106 绝经激素治疗中没停药就来“月经”，该怎么办？

应用绝经激素治疗后出现非预期的阴道出血是患者

对绝经激素治疗担忧的一个主要原因，甚至导致许多女性终止用药。绝经激素治疗有多种方案，应该根据每个人的需求选择个体化的最佳方案，如周期序贯方案适用于相对较年轻、仍希望有月经的女性，连续联合方案适用于绝经后、不希望再来月经的女性。阴道出血的类型也取决于所用的绝经激素治疗方案，一般在周期序贯方案中，异常出血常表现为停药后出血量多、持续时间长或突破性出血。在连续联合方案中若闭经一段时间后又出血，或用药 6 个月至 1 年后仍不闭经，应视为异常。规则出血不一定代表正常，不规则出血也并非一定是子宫内膜发生了病变。

绝经激素治疗中没停药就出现阴道出血的最常见原因是漏服药。如果忘记服药，忘记的药片应该在 24 小时内补用，以避免发生撤退性出血。如果出现间断性出血，继续服药可以避免出现更严重的出血。如果出血持续，或出血在若干个连续周期重复出现，有必要进行全面的妇科检查以排除器质性病变。另外，在围绝经期时，女性体内自身激素与外源性激素不同步时也会出现不规则出血，还要警惕潜在的妇科疾病如子宫肌瘤、子宫腺肌病、子宫及卵巢肿瘤等，情绪、环境也对出血有一定影响，故用药前应严格评估。无论是口服或经皮绝经激素治疗，都可能出现非预期的阴道出血，患者不必惊慌，及时就诊寻找导致出血的原因并进行调整用药即可。

这里需要提醒女性朋友们，无论你采用哪种绝经激素治疗方案，治疗前均应由医生严格评估，把握“窗口期”及适应证、禁忌证、慎用情况，制定适宜的个体化用药方案。在绝经激素治疗的应用过程中，第一年应按期随访，及时处理非预期情况。使用绝经激素治疗的时间一般没有具体限制，所以用药1年后至少每12个月进行1次全面的个体化评估，以保证绝经激素治疗的安全性和有效性。

## 107 绝经激素治疗中乳腺胀痛怎么办？

乳房由乳腺腺体、脂肪和纤维结缔组织组成，与女性内分泌功能密切相关。雌激素对女性的健康和生活至关重要，也是促进乳腺发育的最重要因素，缺乏雌激素会对女性健康的各个方面产生严重影响。而乳腺问题又是绝经激素治疗中备受关注的问题之一。有些女性在绝经激素治疗后会出现乳房胀痛，或自身有乳腺增生的女性担心绝经激素治疗后发生肿瘤，甚至不敢用激素。其实乳腺增生绝大多数是生理性的，无疑特殊处理也可自行消退，只有病理性的需积极治疗，尤其是囊性增生类型有癌变的可能，不能掉以轻心。每位进入青春期的女性在月经周期里，乳房组织都要经历增生和复原的变化过程，故在月经前，多数女性都有可能出现一侧或两侧乳房或轻或重的胀痛，月经过后胀痛又自然消失，完全不妨碍生活、学习和工作，属于正常的生理现象。但机体在某些应激因素的作用下，如工作过于紧张、高龄未婚、产后不哺乳等，就有可能导致乳房本来应该复原的乳腺增生组织得不到复原或复原不全的情况，久而久之，便形成乳腺增生（性疾病）。

女性在绝经激素治疗用药过程中出现出血、乳房胀痛、胃肠道反应等不良反应，这些不良反应与雌激素、孕激素作用于相关部位的受体有关，乳房胀痛就是很常见的绝经激素治疗的不良反应。乳房胀痛的发生多与绝经后女性使用的雌激素、孕激素有关，无论是口服或经皮绝经激素治疗都可能出现，且药物剂量越大，发生概率越高，酌情减小剂量可能减轻这些反应，接受小剂量和极小剂量绝经激素治疗的女性很少发生不能忍受的不良反应，也可选择对乳腺影响更小的绝经激素治疗方案。

另外，对已有乳腺增生的女性，虽然绝经激素治疗并非禁忌，但用药前一定要全面评估，患者充分知情，由乳腺专科、更年期门诊医生与患者一道权衡利弊后选择合适的治疗方案。随访中若发现异常情况如乳腺结节、肿块、乳腺血液供应异常等，应暂停绝经激素治疗或改变用药方案，并建议患者及时接受专科治疗。

## 108 绝经激素治疗是否会引起药物过敏？

药物过敏反应是指有特异体质的患者使用某种药物后产生的不良反应，与药物剂量无关。主要有2种形式：一种是在用药当时就发生，称为即发反应；另一种是潜伏半个小时甚至几天后才发生，为迟发反应。轻则表现为皮疹、哮喘、发热；重则发生休克，甚至危及生命。过敏反应发生最多的药物是青霉素类，占用药人数的0.7%～1.0%。临床上所用的西药以化学性药物居多，化学性药物多属半抗原，在进入体内后必须先与组织中某些蛋白质组分结合成为全抗原后才开始发挥作用。药物抗原性的强弱与是否产生过敏反应有一定关系，高敏体质者使用抗原性强的药物，如青霉素G及其衍生物后，发生过敏的概率就会大大增加；而抗原性弱或不具有抗原性的药物，很少会引起过敏反应。

绝经激素治疗中的药物过敏反应很少发生，治疗中所用的雌激素、孕激素总体上可分为天然和合成两大类。所谓天然雌激素、孕激素是指人体内存在的各种激素或在天然动植物中提取的激素，合成激素是在天然激素基础上进行结构改造后的激素。总体来说，使用绝经激素治疗发生过敏的概率较低，但不同绝经激素治疗药物中添加了不同的赋形剂，无论是口服或是经皮制剂都有可能对胃肠道、皮肤、黏膜造成刺激，产生如瘙痒、皮肤过敏、荨麻疹等不良反应，高敏体质者较易发生过敏，用药前应告知医生有无药物过敏史，特别是过敏性体质者更不可忽视。另外，临床上可供选择的药物种类繁多，各种药物各有其特点，不存在某种药物绝对优于其他药物的情况，需结合自身情况选择最适合的药物。建议尽量选择天然或接近天然的激素类药物，并密切随访用药期间的情况，一旦发生过敏，应立即停药，及时就医，必要时更换药物或用药途径。

## 第三节　合并其他症状和疾病时的注意事项

### 109 子宫切除术后如何使用绝经激素治疗？

经常听到周边女性朋友切除子宫的消息，事实上，全世界每年超过500万女性因各种疾病需要行子宫切除，其中我国手术例数位居首位，患者年龄在30～70岁，主要集中在40～50岁，尤其40岁左右的女性约占70%。

绝大多数导致子宫切除的原因是良性疾病，国外曾进行过统计，发现95%以上为良性疾病，如子宫肌瘤、子宫脱垂等。我国的情况也类似，子宫肌瘤、子宫腺肌病、子宫脱垂、卵巢良性肿瘤、子宫内膜异位症、产科因素等占绝大多数，真正因恶性肿瘤行子宫切除者不到8%。

子宫切除后往往会对保留的卵巢造成不同程度的损伤，从而导致卵巢功能提前衰退，对女性健康造成危害。子宫切除导致卵巢功能衰退的原因与以下因素有关：①卵巢与子宫的血液供应存在众多交叉，子宫切除后，绝大多数卵巢的血液供应会严重减少甚至缺失，从而加速卵巢功能的衰退。②子宫是卵巢的主要靶器官之一，子宫本身也是内分泌器官，子宫切除后，子宫和卵巢之间的内分泌平衡会遭到破坏，进而影响卵巢功能。③手术后盆腔粘连的形成和生理支撑的缺失，可引起卵巢及其支撑韧带扭曲，进一步导致卵巢血液供应减少，从而影响卵巢功能。单纯切除子宫保留双侧卵巢者，平均绝经年龄会提前3.7年；子宫切除加一侧卵巢切除者，绝经年龄会提前4.4年；子宫切除同时切除两侧卵巢者，即刻可出现绝经症状。越年轻的患者行子宫切除，即使保留了双侧卵巢，也会更早发生卵巢衰竭，比自然绝经女性更早出现绝经期症状，如潮热、出汗、易怒、记忆力下降、失眠、抑郁、性交痛、夜尿多等，且症状往往更严重，绝经远期并发症如骨质疏松、心脑血管疾病的发生率和病死率的相对风险也显著升高，严重危害女性健康。

此外，70%的子宫切除发生在40岁左右的女性，疾病、手术和人工绝经的三重打击会严重影响此阶段女性的身心健康。对于自然绝经前行子宫+双侧卵巢切除的良性病变患者，术后立即表现出人工绝经相关症状，应及时给予绝经激素治疗。子宫切除患者（出现人工绝经症状）是绝经激素治疗的最理想对象，无须补充孕激素，可长期使用雌激素，不会增加心血管疾病的发生率和病死率，不增加乳腺癌的发生率。对于子宫颈癌、早期子宫内膜癌和卵巢癌等恶性肿瘤的患者，由于存在个体差异，在选择治疗方案时应考虑禁忌证并充分权衡利弊。对于保留单侧或双侧卵巢的患者，并不会马上表现出显著的人工绝经症状。建议其在开始出现更年期症状时，应及时就医，由医生给其做出卵巢功能的评价，决定何时开始进行绝经激素治疗为宜。

最后要提醒女性朋友们，如果你患了子宫肌瘤、子宫腺肌病这类良性疾病，不要首先选择子宫切除一切了之，可以选择肌瘤剔除、子宫动脉栓塞、高强度聚焦超声（海扶）治疗等微创或无创的治疗方式，既保全了子宫又延迟了卵巢衰老。

## 110 胆囊疾病患者使用绝经激素治疗的注意事项是什么？

我们常常听到身边的同事和朋友讲，某某得了胆囊结石，某某切了胆囊，那胆囊结石究竟是种什么样的疾病，有胆道疾病的绝经女性能否使用激素呢？发生在胆囊内的结石叫胆结石，发生在胆管的结石叫胆管结石，其中胆囊结石最常见，发生率很高，容易引起胆囊炎、胆管炎、胰腺炎及胆囊癌等各种并发症。成年人胆囊结石的发生率高达10%，且随年龄的增长而升高；成年女性高于男性，为男性的2～3倍，40～50岁的女性胆囊结石的发生率可达20%～30%。

女性是胆囊结石的高发人群，除与饮食习惯、地理环境、营养条件、胆道本身的病理改变和身体的代谢活动等因素有关外，也与雌激素、孕激素的水平有关。绝经期后卵巢功能下降和衰退，雌激素、孕激素失去了对胆囊及胆道系统的影响，这时候的胆囊结石发生率男女基本相同。女性胆囊结石的成因主要与雌二醇的升高有关：①雌激素促进胆结石核心的形成；②增加胆囊胆汁的胆固醇饱和度；③增加胆囊胆汁的淤积，提供形成结石的有利环境。绝经后应用绝经激素治疗，胆石症的发生率会增加2.5倍左右，一般应用雌激素时间愈长、剂量愈大，胆囊切除的危险性也愈大，但绝经后是否进行绝经激素治疗，应充分考虑利弊关系，罹患胆囊结石的风险相对于绝经激素治疗所带来的明显益处是很小的，并不影响绝经激素治疗的应用。

对没有胆囊结石的绝经期女性，经系统查体后就可以应用绝经激素治疗，但要警惕和预防胆囊结石的发生。做到合理饮食，减少高糖、高脂饮食的摄入；适当锻炼和增加体力活动是降低血脂和胆固醇含量最有效的方法之一；定期体检，发现胆囊结石，适时择期手术，消除绝经激素治疗对胆囊的影响；在医生指导下选用合适的激素类型和剂量，并适时调整剂量和种类，减少患胆囊疾病的风险。

对于已切除胆囊的绝经女性可安全、尽早地使用绝经激素治疗；对于已有胆囊疾病者，经皮雌激素的应用可以减少对胆道的影响，对于只有症状改善需求的患者，还可以选择非雌激素类药物，如药用植物黑升麻中提取的天然植物雌激素，能够有效缓解更年期潮热及烦躁等症状，对胆囊及胆道系统的影响很小。在绝经激素治疗过程中，如果出现胆囊炎或胆囊结石反复发作的情况，建议停药观察，若患者绝经相关症状较重，不愿停药，最好改用经皮制剂，并密切观察，定期随访。

## 111 肥胖患者可以使用绝经激素治疗吗？

保持理想的体重和体型恐怕是全世界女性追求的共同目标。随着年龄的增长，人的体重都会有所增加，体型也会有不同程度的变化。尤其是女性更年期以后，卵巢功能逐渐衰退，体内雌激素、孕激素水平下降，就会影响体重和体型的变化，绝大多数更年期女性呈现腹型肥胖及体重增加，不仅影响行动和美观，也是心脑血管疾病、糖尿病等发生的重要高危因素。可以说绝经是卵巢衰竭的标志，也是绝经女性体重增加和腹型肥胖的重要原因之一。

理想的体重（kg）＝身高（cm）－105

实际体重与理想体重相差在10％以内为正常，超过标准的10％以上属超重，超过20％属肥胖。

那么如何预防绝经后体重的增加呢？第一，绝经后女性要有良好的生活态度和乐观情绪，积极应对更年期的来临。第二，控制饮食和加强运动，选择瘦肉、奶、蔬菜、水果和谷物，少吃肥肉和油脂含量高的食物。在控制饮食的同时增加运动，效果会更好。第三，也是最重要的，围绝经期及绝经后女性绝经激素治疗能够减少体内脂肪细胞的体积及分布异常，减轻体重，改善腹型肥胖。

绝经本身是体重增加和体型变化的原因。绝经后女性不仅可以通过使用绝经激素治疗维持体内性激素水平，还可以通过其减轻体重，减少和消除腹型肥胖，但要注意个体化的药物选择，必要时采用经皮途径给药以减少不良反应的发生。

## 112 哮喘患者可以使用绝经激素治疗吗？

哮喘是呼吸系统中发病率较高的一种疾病，全世界的哮喘患者约3亿，中国占了1/10，其中女性多于男性。近年来，中国哮喘的发病率还在上升。通过对月经周期不同阶段哮喘的发病情况进行研究，发现雌激素水平达到稳定峰值时哮喘发病率最低，而雌激素快速下降的月经期前后，哮喘发病率增加了4倍左右，推测雌激素水平的波动可能影响女性患者哮喘发作的严重程度。围绝经期正是激素变化最不稳定的时期，自然也是哮喘发作的相对危险期，而真正绝经后的女性，哮喘的发病率反而降低了。

有研究发现，雌激素和孕激素可以改变气道的反应性，对改善肺功能、减少哮喘相关用药并减少哮喘发作有益。因此，哮喘并非绝经激素治疗的禁忌证，但应在医生指导下正确使用。

由于围绝经期可能是哮喘发作的相对危险期，如何选择激素药物及用药途径十分重要。若围绝经期药物选择不当，有可能会加快患者发作的频率。在绝经激素治疗前还应注意既往有无过敏史及哮喘病史，为了获得尽量稳定的血中性激素水平，减少因激素水平波动所致的哮喘发作，最好选择经皮贴剂或连续联合的绝经激素治疗方案，可获得更高的安全性。用药期间应密切随访哮喘发作情况，若哮喘发作频率增加，则需酌情停药。

## 113 类风湿关节炎患者可以使用绝经激素治疗吗？

类风湿关节炎简称类风湿，是一种病因尚未明确的慢性、全身性、炎症性疾病，以慢性、对称性、多滑膜关节炎和关节外病变为主要临床表现，属于自身免疫炎性疾病。该病好发于手、腕、足等小关节，反复发作，呈对称性分布，早期表现为关节红、肿、热、痛和功能障碍，晚期关节可出现不同程度的僵硬、畸形，并伴有骨和骨骼肌的萎缩，极易致残。类风湿关节炎的全身性表现除关节病变外，还有发热、疲乏无力、皮下结节、胸膜炎、动脉炎、周围神经病变等，严重影响患者的生活质量。

类风湿关节炎多见于女性，与患者体内雌激素、孕激素水平降低密切相关。有研究发现，类风湿关节炎患者血清中雌激素、孕激素水平均比正常对照组低；75%的女性患者在妊娠期类风湿关节炎病情会有所缓解，在妊娠晚期病情缓解最明显，但产后数周或数月超过90%的患者病情会再次活动；绝经前女性类风湿关节炎的发病率相对平稳，但绝经后发病率明显升高，说明雌激素、孕激素对类风湿关节炎具有保护作用。

类风湿关节炎患者绝经后采用绝经激素治疗能起到有益作用，几乎所有的研究均显示类风湿关节炎患者使用绝经激素治疗是可以接受的。多项国外研究发现，类风湿关节炎患者绝经激素治疗后，骨密度有明显增加，病情亦得到明显改善，类风湿关节炎疼痛评分、晨僵及红细胞沉降率均较安慰剂组得到明显改善。因此，类风湿关节炎患者可以使用绝经激素治疗，并建议在围绝经期尽早使用。

## 114 长期吸烟的女性可以使用绝经激素治疗吗？

众所周知，吸烟严重危害身体健康，目前全球每年超过300万人、每天超过8000人死于吸烟引起的疾病。世界卫生组织指出，若不采取有效禁烟措施，到2025年，全球每年将有超过1000万人、每天2.7万人死于吸烟引起的疾病，其中70%在发展中国家，而中国占1/5以上。烟草中含有的尼古丁、烟焦油、一氧化碳等有害物质，可引发包括肺癌在内的多种癌症，导致高血压、心脑血管疾病、动脉粥样硬化、周围血管疾病、胃溃疡等，且易成瘾。女性长期吸烟或吸二手烟，还会导致不孕症、内分泌失调、痛经、卵巢早衰或导致更年期提前，从而增加女性骨质疏松和心脑血管疾病的发病风险。

由于女性长期吸烟会导致更年期提前甚至卵巢早衰，理论上讲吸烟女性比未吸烟者更早需要进行绝经激素治疗，但迄今为止，尚无大样本有关这类女性使用绝经激素治疗的安全性报道。由于吸烟导致血管损伤，深静脉血栓、冠心病、脑卒中的发病率明显增加，雌激素、孕激素的使用有可能促使血栓脱落，导致心脑血管不良事件增加，需警惕绝经激素治疗，尤其使用口服药物可能导致血栓类疾病增加的风险。但绝经激素治疗不是吸烟者的绝对禁忌，建议吸烟女性首先应该戒烟，另外在绝经激素治疗前由医生对全身情况尤其对心血管、凝血功能等进行全面评估，选择合适的绝经激素治疗方案及用药途径，并定期复查以确保用药安全。

## 第四节　随访的注意事项

### 115 请医生多开点药，不来更年期门诊复诊可以吗？

尽管用于绝经激素治疗的药物和方案通常一经确定不会经常变动，但对于刚开始应用的患者，第一年的更年期门诊（或妇科内分泌门诊）定期复诊非常重要。

医生的建议是开始绝经激素治疗后，在用药1个月、3个月时要到医院进行复诊，以后随诊间隔可为3～6个月直至用药1年，规范用药1年后的随诊间隔可为12个月。若出现异常的阴道出血等不良反应，应随时复诊。在初始用药的1个月、3个月2次复诊时，主要观察绝经激素治疗的疗效和用药后出现的不良反应，如乳房胀、胃肠道不适等，并根据患者的具体情况调整用药。在启用绝经激素治疗的6个月时，是否需去医院复诊，患者可根据自己的具体状态决定，如果症状已改善，没有特殊不适和不良反应，对继续用药没有疑虑，可以不看医生，如果症状缓解后对坚持用药有疑虑或有不适症状，可去医院与主治医生交流和咨询。用药1年及之后的每年1次复诊，都要进行启动绝经激素治疗前所有的检查。若启用前骨密度正常，可每2～3年复检1次。复查后根据所有的检查结果，重新评估用药者继续绝经激素治疗的风险与获益，即是否有绝经激素治疗的禁忌证出现？原先的慎用情况是否有变化？继续进行绝经激素治疗是否利大于弊？如果可以继续使用，治疗方案也要根据患者的具体情况酌情调整，确定下一年的用药方案。

## 116 在单位普查时做过大体检了，非要看更年期门诊才能吃激素吗？

单位的年度体检并不专门针对绝经和更年期女性，往往缺乏特异性，简易查体更不全面。绝经激素治疗是更年期门诊的专业化治疗，医生多为有经验的妇科医生。妇科医生会更有针对性地询问病史，包括症状、系统病史、妇科病史、家族史（尤其是恶性肿瘤病史和遗传疾病史），还要询问婚育史和绝经相关疾病的高危因素。通过病史的询问，了解是否需要进行绝经激素治疗。通过了解以往的病史和必要的检查，判断是否有不能使用绝经激素治疗的禁忌证，或是否因为其他疾病而应慎用激素。针对准备绝经激素治疗人群的体格检查包括：①一般体格检查，测量呼吸、脉搏、血压、心率、身高、体重、腰围等，计算体重指数。②乳腺检查，通过视诊、触诊，初步判断乳腺健康与否。③妇科检查，包括外阴部检查、阴道窥器检查（同时可采集子宫颈细胞标本进行子宫颈细胞学检查）、双合诊、三合诊。④辅助检查，包括盆腔B超、乳房B超或钼靶（目前X线乳腺钼靶仍是乳腺筛查的金标准，X线钼靶与乳腺超声结合为乳腺筛查的黄金组合，乳腺磁共振成像是重要的补充检查手段）、子宫颈细胞学检查、血常规、空腹血糖、血脂、肝功能、肾功能（如发现有指标明显异常，应综合临床表现具体分析，必要时请相关科室进行诊治），酌情行骨密度测定（对于怀疑患有骨质疏松、有低骨量风险因素或有骨折史的患者，可选择行骨密度检查）。上述这些检查都是决定绝经激素治疗进行与否的必要检查。因此，只有通过更年期门诊医生的专业检查和判断，才能正确决定患者是否需要进行绝经激素治疗，以及如何选用最适宜的个体化绝经激素治疗方案。

## 117 有高血压和糖尿病，每次去内科拿药时让医生顺便开点雌激素行吗？

为被诊断为高血压或糖尿病的患者开药是内科医生的专业范畴，但内科医生对更年期患者的激素用药并不能越俎代庖。糖尿病和高血压本身不是绝经激素治疗的禁忌，绝经后补充激素会增加胰岛素分泌，提高其敏感性，使得血糖更利于控制，但绝经激素治疗不能替代正规降糖治疗。糖尿病或高血压患者本身会存在血管异常，常容易合并心脑血管异常，这样会增加绝经激素治疗后心血管不良事件的发生率。

在补充激素前应测量血压，对中度以上的高血压患者需进行正规降压治疗。绝经激素治疗对血压的作用目前倾向于是中性作用，新型孕激素如屈螺酮对血压有益，但补充激素前须评估患者是否已存在心血管疾病及子宫内膜的状态。患有高血压的女性在进行绝经激素治疗时宜选用水钠潴留不良反应较小的孕激素，有一定降低血压的益处，使用绝经激素治疗期间应谨慎监测和观察血压变化，若血压升高，必要时可增加降压药剂量或更换药物种类。

总之，对于有内科疾病如高血压、糖尿病的更年期女性，需由内科医生与更年期门诊医生联合会诊，尽量在血压、血糖稳定后，制定更适宜的绝经激素治疗方案。

## 118 开始服用激素类药物后，每次去更年期门诊复查，医生会做什么？

开始绝经激素治疗后，医生常嘱咐患者一定要定期到更年期门诊复诊，且每次复诊的目的不同。

第一次复诊在用药 1 个月时，内容包括询问 1 个月以来的症状缓解情况，是否有其他不适出现，测量体重、血压等，必要时医生还会给患者进行妇科检查和乳腺检查，一般无特殊情况，无须做其他检查。

第二次复诊在用药 3 个月时，检查内容与第一次类似。主要是询问症状的改善情况，是否有新发症状，针对可能出现的不良反应如乳房胀痛进行解释和处理。同时可测量体重、血压，做盆腔检查及乳腺检查，若无特殊情况仍不需要做其他检查。

第三次复诊在用药 6 个月时，主要针对症状明显缓解但对继续治疗动摇的患者。无不良反应，乐意坚持继续治疗的患者可免此次复诊。复诊内容包括一般情况询问，测量体重、血压，必要时做盆腔检查及乳腺检查，无特殊情况不进行辅助检查。

第四次复诊在用药 1 年时，这次复诊非常重要，需要对绝经激素治疗的有效性进行全面评价。进行详细的体格检查，包括血压、体重、身高、乳腺检查及妇科检查等。同时，要做的辅助检查包括乳腺 B 超或乳腺钼靶、盆腔 B 超、肝肾功能、血糖、血脂等。年度全面检查是重新评价绝经激素治疗的适应证、禁忌证和慎用情况，全面评估个体绝经激素治疗的获益/风险比，即是否利大于弊，如果可以继续用药，调整策略确定下一年度的用药方案。

用药一年后的随诊间隔为 6～12 个月，随诊内容与上一年度相似。每12个月时应再次进行年度全面检查，评估获益/风险比，制定下一年度的绝经激素治疗方案。

综上所述，绝经激素治疗绝不是普通的短期吃药治病，而是针对绝经相关疾病的一个长期的、系统的、重要的健康策略，长期治疗、长期监测随访，以争取为绝经女性带来更长期的生命获益。

## 第五节　治疗时限的疑问

### 119 更年期症状好了就可以停用激素吗？

相信患者在补充激素后，已经体会到了激素给自己带来的身体与心理的变化，但是为什么会出现更年期症状呢？那是因为卵巢功能逐渐衰退，产生的激素越来越少，最终出现了围绝经期的症状（如潮热、出汗、血压波动、情绪不稳、焦虑、抑郁、失眠、记忆力下降等）。

卵巢内有个储存卵泡的池，称作“始基卵泡池”。这个池子里的卵泡在胎儿时期（妈妈妊娠4～6个月时）便已生产完成，随后便源源不断地释放出来，生长、成熟并分泌激素，可是卵巢内并没有后续的卵泡产生来补充这个池子，故随着年龄的增长，卵泡越来越少，到绝经时仅剩 1000 个左右（出生时 100 万～200 万个），所以产生的雌激素越来越少。也就是说，如果没有外源性的激素补充，激素缺乏所导致的近期及远期的并发症如围绝经期症状、泌尿生殖道萎缩、骨质疏松、心血管疾病及阿尔茨海默病等会慢慢出现，并逐渐加重。因此，为了及时并有效地避免上述绝经近、中、远期并发症的发生，即使更年期症状好了也建议继续接受绝经激素治疗。绝经激素治疗虽然没有最后期限，但在治疗时仍需要定期体检，并根据患者的自身情况调整绝治疗方案。如果在定期体检中发现问题，则需酌情处理。因此，更年期绝经激素治疗只要定期随访和检查，没有健康风险增加，就可以一直补充下去。

## 120 更年期补充激素会上瘾吗？

药物成瘾是一种慢性、复发性、患者不顾后果持续服药的强迫行为，是一种严重的药物不良反应。成瘾性药物可诱发欣快感或缓解疼痛，持续使用会促使中枢神经系统发生适应性改变，出现耐受性、依赖性、嗜欲性和复发性，常见的有鸦片、大麻、乙醇、可卡因、苯丙胺和烟碱等。也就是说，上瘾的患者无法控制自己的行为，处于被迫服药的状态，但是补充激素与服用这种成瘾的药物完全不同。补充激素主要是为了缓解围绝经期症状和预防雌激素缺乏所致的中、远期并发症。医生根据患者的情况评估其是否可以补充激素、补充的剂量及持续的时间，而患者可以根据自己的情况决定是否接受医生的建议，故完全不存在强迫服药或成瘾的可能。但是如果停止补充激素，由于更年期卵巢分泌激素较少甚至几乎没有，此时身体内受激素作用的各个靶器官（如阴道、泌尿道、骨骼等）可能会出现不适，如绝经后中、远期出现的阴道和泌尿道萎缩、骨质疏松、心脑血管疾病、认知障碍等问题亦随之而来。

因此，补充激素不存在上瘾性，可在排除禁忌证的前提下由医生指导，放心治疗。

## 121 更年期不来月经就可以不用补激素了吗？

更年期补充激素的目的有 2 个方面：一是缓解更年期的不适症状，如潮热、出汗、睡眠不佳、脾气暴躁等近期症状；二是为了维护远期健康问题，如降低骨质疏松、心血管疾病、老年期痴呆等的发病率。众所周知，不来月经意味着卵巢“不工作”了，卵巢不再分泌雌激素来滋润女性了。雌激素不仅作用于子宫，使女性有月经来潮，同时身体的许多系统都存在雌激素受体，如骨骼系统、血管系统、神经系统等，这些系统都需要雌激素的“滋润”才能更健康。雌激素需要与雌激素受体结合才能发挥作用，就像螺钉要拧在螺帽上一样。当更年期来到时，体内的雌激素水平下降，甚至缺失，故骨骼系统、心脑血管系统等失去滋润，就会出现健康问题。这也是为什么女性到了五六十岁，就容易出现骨折、心脏病、高血压等疾病，主要就是因为卵巢不分泌激素，雌激素受体（螺帽）没有雌激素这个“螺钉”一起配合工作，出现了健康问题。因此，为了保护机体健康，安度晚年，远离老年性疾病的困扰，减少骨折、心脏病、高血压等带来的问题，不来月经继续补充雌激素同样是大有益处的（当然需要排除激素治疗的禁忌证）。

## 122 服用雌激素时，间歇服药比一直服药更安全吗？

很多女性在服用雌激素时都存在一种担心，害怕激素“致癌”“致肥胖”等，也有人认为“是药三分毒”，想尽量少用药，于是有人隔天吃，有人隔月吃，有人吃几个月，停几个月。间歇服药比一直更安全吗？任何药物要发挥作用，血液中的药物需要达到一定浓度才能奏效。如果像上述这样间歇吃药，那么身体中的药物浓度是波动而不稳定的，虽然药量减少了，不良反应似乎减轻了，但是药效却大打折扣，因此，医生建议应该连续服用。关于药物剂量，医生会根据个人的情况进行调整。例如，更年期症状重的女性刚开始服用激素时，一般给予 2 mg 雌激素，当症状缓解后，医生根据情况会调整药量，一般是维持疗效的低剂量即可。老年女性如果长期进行绝经激素治疗，医生会根据其全身情况和用药反应进行剂量调整。这里特别提示患者，不要“自作主张”，认为没有药就不舒服了，或认为已经吃了很长时间的药了，就自行减量甚至停药，那么已经远离的焦虑、抑郁、阴痒、尿频、心慌、腿软可能又会重新出现。建议患者听从医生为自己“量身定制”的更年期及绝经后健康策略，坚持规范的绝经激素治疗方案。

# 附　录

## 附录一　绝经门诊的就医流程

1. 绝经激素治疗的规范诊疗流程　见附图 1-1。

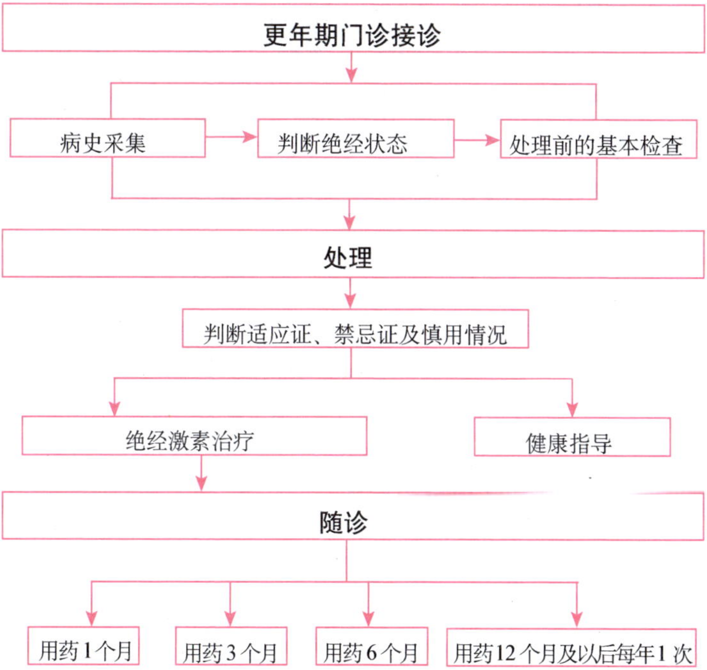


**附图 1-1　绝经激素治疗的规范诊疗流程**

2. 更年期门诊接诊流程　见附图 1-2。

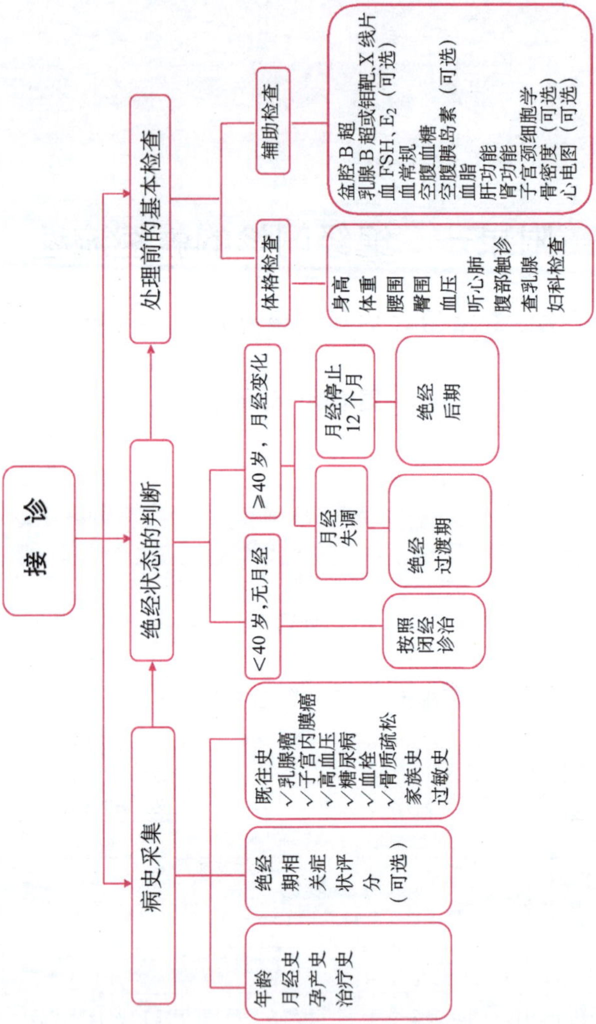


**附图 1-2　更年期门诊接诊流程**

注：FSH. 卵泡刺激素；$E_2$. 雌二醇

3. 启动绝经激素治疗流程　见附图 1-3。

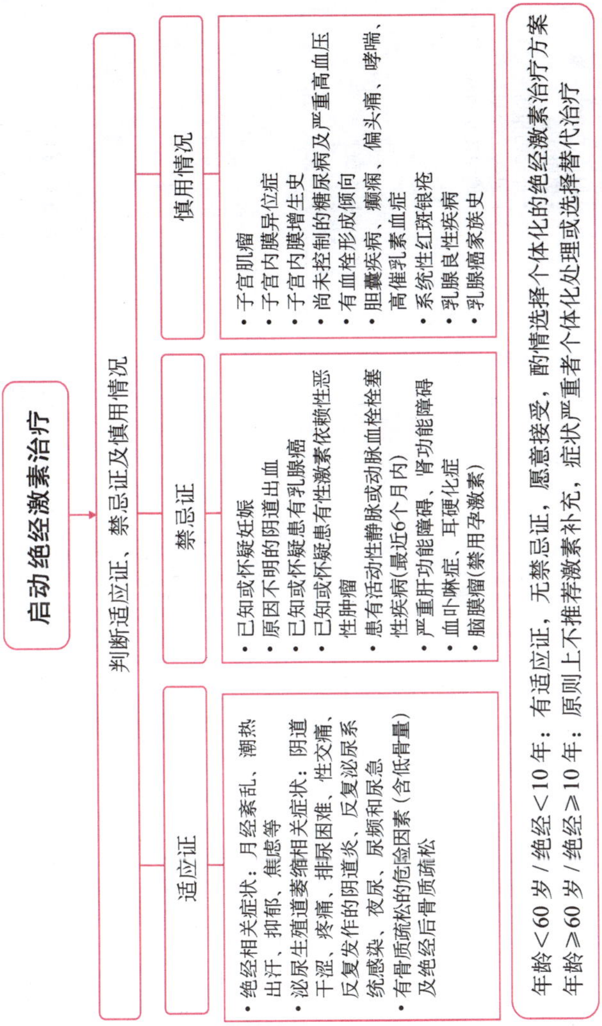


**附图 1-3　启动绝经激素治疗流程**

4. 更年期门诊健康策略　见附图 1-4。

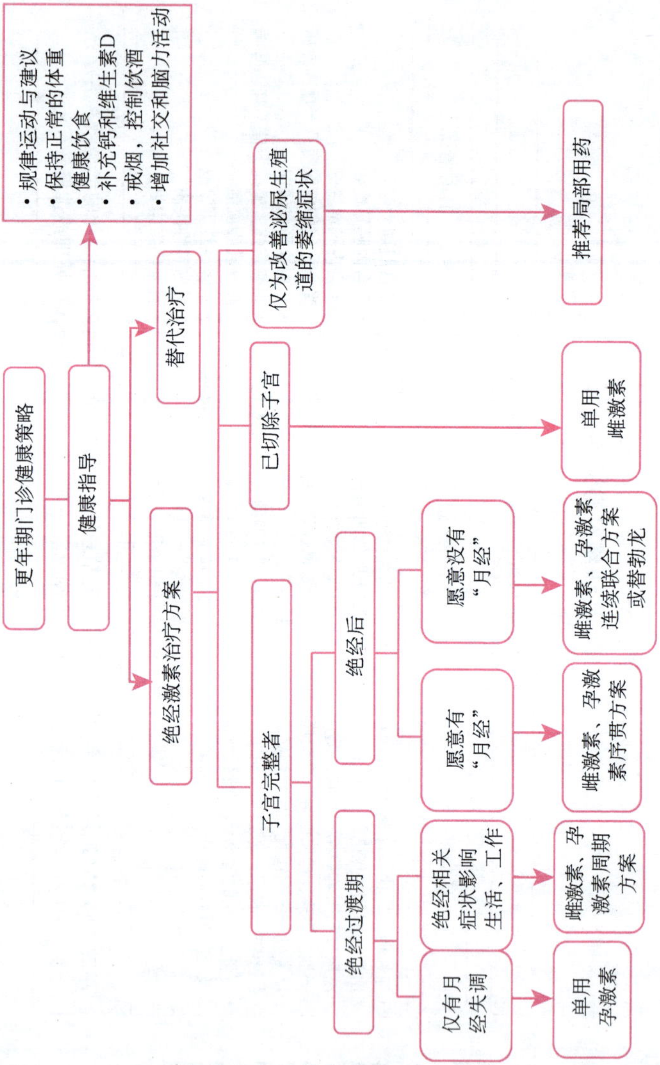


**附图 1-4　更年期门诊健康策略**

5. 绝经激素治疗的随诊流程 见附图 1-5。

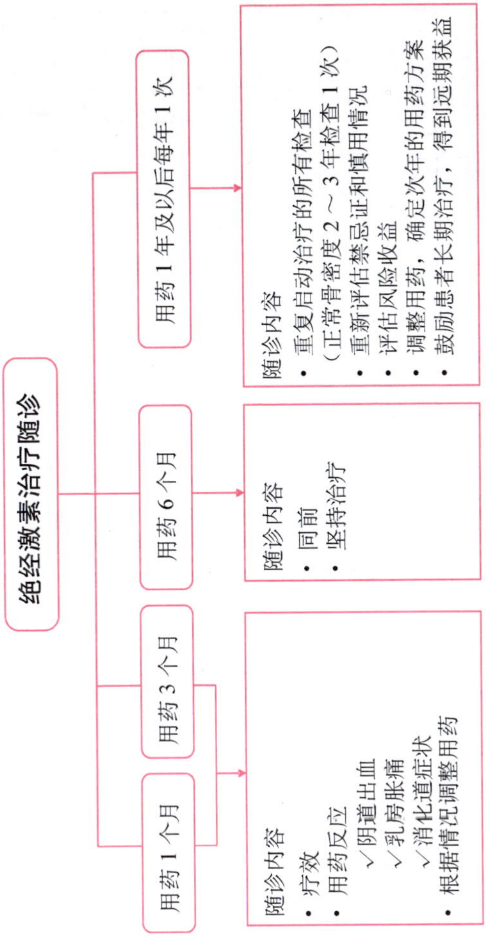


附图 1-5　绝经激素治疗的随诊流程

6. 女性绝经期自测表（改良 Kupperman 评分）见附表 1-1。

附表1-1　女性绝经期自测表（改良Kupperman评分）

| 症状 | 程度评分 | | | | 加权系数 | 得分* |
|---|---|---|---|---|---|---|
| | 0 | 1 | 2 | 3 | | |
| 潮热出汗 | 无 | <3次/天 | 3～9次/天 | ≥10次/天 | 4 | |
| 感觉异常 | 无 | 有时 | 常有冷、热、痛、麻等 | 经常而且严重 | 2 | |
| 失眠 | 无 | 有时 | 经常、用催眠药有效 | 影响工作生活 | 2 | |
| 情绪激动 | 无 | 有时 | 经常，能自控 | 经常，不能自控 | 2 | |
| 抑郁及疑心 | 无 | 有时 | 经常，能自控 | 失去生活信心 | 1 | |
| 眩晕 | 无 | 有时 | 经常，不影响生活 | 影响工作和生活 | 1 | |
| 疲乏 | 无 | 有时 | 上四楼困难 | 日常生活受限 | 1 | |
| 骨关节痛 | 无 | 有时 | 经常，不影响功能 | 功能障碍 | 1 | |
| 头痛 | 无 | 有时 | 经常，能忍受 | 需服药 | 1 | |
| 心悸 | 无 | 有时 | 经常，不影响工作 | 需治疗 | 1 | |
| 皮肤蚁走感 | 无 | 有时 | 经常，能忍受 | 需治疗 | 1 | |
| 泌尿系统感染 | 无 | 有时 | >3次/年,能自愈 | >3次/月，需治疗 | 2 | |
| 性生活状况 | 正常 | 性欲下降 | 性交痛 | 性欲丧失 | 2 | |
| 总分及评价 | 分数： | | □正常　□轻度 | □中度 | □重度 | |

注：*.症状评分＝加权系数×程度评分，总分>30为重度，16～30为中度，6～15为轻度，<6为正常；引自中华医学会妇产科学分会绝经学组.绝经相关激素补充治疗的规范诊疗流程.中华妇产科杂志，2013，48（2）：153

# 附录二　更年期保健的营养建议

## 一、更年期保健的营养食谱制定标准

1. 体重评价

(1) 标准体重（kg）＝身高（cm）－105。

(2) 判断现有体重是偏低还是超重：体重指数（BMI）＝体重（kg）/身高（$m^2$），见附表 2-1。

**附表 2-1　BMI 评定标准（中国标准，$kg/m^2$）**

| 等级 | BMI 值 |
|---|---|
| 体重过低 | ＜18.4 |
| 正常值 | 18.5～23.9 |
| 超重 | 24.0～27.9 |
| 肥胖 | ≥28.0 |

2. 判断活动强度

(1) 轻体力活动：以站立或少量走动为主的工作，如办公室人员等。

(2) 中等体力活动：如教师、护士等。

(3) 重体力活动：如职业舞蹈演员等。

3. 能量计算　根据体重情况和活动强度，确定相对应的单位能量值，即为每日所需总热量。中年女性每日能量供给量见附表 2-2。

**附表 2-2　中年女性每日能量供给量（kcal/kg 理想体重）**

| 体重 | 卧床休息 | 轻体力 | 中等体力 | 重体力 |
| --- | --- | --- | --- | --- |
| 体重正常 | 15～20 | 30 | 35 | 40 |
| 超重或肥胖 | 15 | 20～25 | 25～30 | 30～35 |
| 体重过低 | 20～25 | 35 | 40 | 45～50 |

注：1kcal＝4.184kJ

4. 确定主食量　主食即富含碳水化合物的食物，如大米、面粉、玉米等，是全天食物中热量的主要来源。可根据每日所需总热量来指导主食的摄入量。热量与主食量对应表见附表 2-3。

**附表 2-3　热量与主食量对应表**

| 每日所需热量（kcal） | 每日建议主食量（g） |
| --- | --- |
| 1200 | 约 150 |
| 1300 | 约 175 |
| 1400 | 约 200 |
| 1500 | 约 225 |
| 1600 | 约 250 |
| 1700 | 约 275 |
| 1800 | 约 300 |
| 1900 | 约 310 |
| 2000 | 约 325 |
| 2100 | 约 350 |
| 2200 | 约 375 |

5. 确定副食量　每日副食品种类与推荐摄入量见附表 2-4。

**表附 2-4　每日副食品种类与推荐摄入量**

| 副食品种类 | 推荐摄入量（g） |
|---|---|
| 瘦肉 | 100～150 |
| 蛋类 | 1 个鸡蛋（以 1 周 3～5 个为好） |
| 豆类及其制品 | 50～100 |
| 奶类及其制品 | 250 |
| 蔬菜 | 500 |
| 水果 | 200 |
| 油脂 | ＜20 |

6. 不同食物中营养素含量　不同食物中营养素的含量见附表 2-5 至附表 2-7。

**附表 2-5　部分食物膳食纤维含量（g/100 g）**

| 食物 | 膳食纤维 | 食物 | 膳食纤维 | 食物 | 膳食纤维 |
|---|---|---|---|---|---|
| 茯苓 | 80.9 | 竹荪（干） | 46.4 | 八角 | 43.0 |
| 松蘑（干） | 35.1 | 红菇 | 31.6 | 麸皮 | 31.3 |
| 花椒 | 28.7 | 紫菜（干） | 21.6 | 蘑菇（干） | 21.0 |
| 花茶 | 17.7 | 枸杞子 | 16.9 | 菊花 | 15.9 |
| 大豆 | 15.5 | 红茶 | 14.8 | 玉米（干） | 14.4 |
| 白扁豆 | 13.4 | 燕麦 | 13.2 | 青豆 | 12.6 |
| 小麦 | 10.8 | 酸枣 | 10.6 | 黑豆 | 10.2 |
| 大麦 | 9.9 | 芝麻 | 9.8 | 核桃 | 9.5 |
| 开心果 | 8.2 | 杏仁 | 8.0 | 花生 | 7.7 |
| 赤小豆 | 7.7 | 黄花菜 | 7.7 | 杂芸豆 | 6.8 |
| 小扁豆 | 6.5 | 荞麦 | 6.5 | 绿豆 | 6.4 |
| 黄米 | 4.4 | 高粱米 | 4.3 | 红枣 | 3.1 |
| 黑枣 | 2.6 | 菠菜 | 1.7 | 雪里蕻 | 1.6 |

附表 2-6 部分食物胆固醇含量（mg/100 g）

| 食物 | 胆固醇 | 食物 | 胆固醇 | 食物 | 胆固醇 |
|---|---|---|---|---|---|
| 猪脑 | 3100 | 牛脑 | 2670 | 鸡蛋黄 | 1705 |
| 鹅蛋 | 704 | 鸡蛋 | 585 | 鹌鹑蛋 | 515 |
| 鳜鱼子 | 495 | 鲫鱼子 | 460 | 鸡肝 | 429 |
| 猪肾 | 405 | 牛肾 | 340 | 猪肝 | 288 |
| 螃蟹 | 235 | 黄油 | 195 | 对虾 | 193 |
| 奶油 | 168 | 猪舌 | 158 | 青虾 | 158 |
| 肥羊肉 | 148 | 肥牛肉 | 133 | 青鱼 | 108 |
| 鸡 | 106 | 填鸭 | 96 | 猪油 | 93 |
| 草鱼 | 86 | 墨鱼 | 76 | 海参 | 62 |
| 瘦羊肉 | 60 | 兔肉 | 59 | 瘦牛肉 | 58 |
| 羊奶 | 31 | 脱脂奶粉 | 28 | 牛奶 | 15 |

附表 2-7 维生素 A 含量丰富的食物（U/100 g）

| 食物 | 维生素 A | 食物 | 维生素 A | 食物 | 维生素 A |
|---|---|---|---|---|---|
| 黄油 | 135 | 人奶 | 0～10 | 鲑鱼 | 154～550 |
| 干酪 | 12～15 | 小虾 | 500 | 牛肝 | 9～42 |
| 奶油 | 50 | 鱼肝油 | 800～30 000 | 小牛肝 | 0～15 |
| 蛋黄 | 150～400 | 鲮鱼 | 1100 | 羊肝 | 17～20 |
| 牛奶 | 0.3～0.4 | 沙丁鱼 | 1150～1570 | 大比目鱼 | 44 |

## 二、更年期女性全天营养食谱范例

更年期女性全天营养食谱范例见附表 2-8、附表 2-9。

**附表 2-8　更年期女性全天营养食谱范例 1**

| 餐次 | 食谱 | 食物及用量(g) | | 每日主要营养素摄入量 | | | | | | | | |
|---|---|---|---|---|---|---|---|---|---|---|---|---|
| | | | | 热量(kcal) | 蛋白质(g) | 脂肪(g) | 碳水化合物(g) | 钙(mg) | 钠(mg) | 锌(mg) | 维生素A(pg) | 维生素C(mg) |
| 早餐 | 馒头 | 标准面粉 | 75 | 446.5 | 22.1 | 11.3 | 64.9 | 308.8 | 171.7 | 7.8 | 192.0 | 20.0 |
| | 牛奶 | 牛奶 | 200 | | | | | | | | | |
| | 炒鸡蛋 | 鸡蛋 | 50 | | | | | | | | | |
| | 拌冬瓜 | 冬瓜 | 100 | | | | | | | | | |
| 午餐 | 米饭 | 大米 | 150 | 794.0 | 27.2 | 19.6 | 133.3 | 435.5 | 154.9 | 3.6 | 30.8 | 28.0 |
| | 猪肉炒油菜 | 油菜 | 100 | | | | | | | | | |
| | | 猪肉 | 35 | | | | | | | | | |
| | 炒豆腐 | 豆腐 | 50 | | | | | | | | | |
| | 腰果 | 腰果 | 20 | | | | | | | | | |
| | 橙子 | 橙子 | 100 | | | | | | | | | |

(续　表)

| 餐次 | 食谱 | 食物及用量(g) | | 每日主要营养素摄入量 | | | | | | | | |
|---|---|---|---|---|---|---|---|---|---|---|---|---|
| | | | | 热量(kcal) | 蛋白质(g) | 脂肪(g) | 碳水化合物(g) | 钙(mg) | 钠(mg) | 锌(mg) | 维生素A(pg) | 维生素C(mg) |
| 晚餐 | 豆包 | 标准面粉 | 80 | 574.9 | 20.0 | 2.1 | 118.2 | 111.3 | 134.7 | 2.5 | 643.8 | 31.1 |
| | | 红豆 | 30 | | | | | | | | | |
| | 大米粥 | 大米 | 40 | | | | | | | | | |
| | 糖醋藕片 | 藕 | 50 | | | | | | | | | |
| | 炒胡萝卜 | 胡萝卜 | 80 | | | | | | | | | |
| 全日调味品 | | 植物油 | 18 | 162.0 | 0 | 18.0 | 0 | 3.1 | 3518.0 | 0 | 15.7 | 0 |
| | | 盐 | 14 | | | | | | | | | |
| | | 酱油 | 0 | | | | | | | | | |
| 一日合计 | | | | 1977.4 | 69.3 | 51.0 | 316.4 | 858.7 | 3979.3 | 13.9 | 882.3 | 79.1 |
| 供给量标准 | | | | 2100.0 | 70.0 | | | 800.0 | 5000.0 | 15.5 | 800.0 | 60.0 |

附表 2-9　更年期女性全天营养食谱范例 2

| 餐次 | 食谱 | 食物及用量(g) | | 每日主要营养素摄入量 | | | | | | | | |
|---|---|---|---|---|---|---|---|---|---|---|---|---|
| | | | | 热量(kcal) | 蛋白质(g) | 脂肪(g) | 碳水化合物(g) | 钙(mg) | 钠(mg) | 锌(mg) | 维生素A(pg) | 维生素C(mg) |
| 早餐 | 面包 | 面包 | 75 | 521.5 | 21.7 | 14.7 | 75.7 | 425.0 | 387.3 | 8.9 | 136.5 | 10.3 |
| | 甜牛奶 | 牛奶 | 200 | | | | | | | | | |
| | | 白糖 | 10 | | | | | | | | | |
| | 蒸蛋羹 | 鸡蛋 | 40 | | | | | | | | | |
| | 生番茄 | 番茄 | 50 | | | | | | | | | |
| 午餐 | 米饭 | 大米 | 150 | 708.7 | 21.8 | 10.8 | 130.3 | 134.7 | 26.8 | 3.9 | 64.7 | 61.4 |
| | 烧茄子 | 茄子 | 100 | | | | | | | | | |
| | | 西红柿 | 30 | | | | | | | | | |
| | | 猪肉 | 10 | | | | | | | | | |
| | 猪肉炒豌豆 | 豌豆 | 100 | | | | | | | | | |
| | | 猪肉 | 20 | | | | | | | | | |
| | 猕猴桃 | 猕猴桃 | 50 | | | | | | | | | |

（续 表）

| 餐次 | 食谱 | 食物及用量 (g) | | 每日主要营养素摄入量 热量 (kcal) | 蛋白质 (g) | 脂肪 (g) | 碳水化合物 (g) | 钙 (mg) | 钠 (mg) | 锌 (mg) | 维生素 A (pg) | 维生素 C (mg) |
|---|---|---|---|---|---|---|---|---|---|---|---|---|
| 晚餐 | 艾窝窝 | 艾窝窝 | 100 | 561.1 | 24.4 | 11.4 | 102.8 | 225.2 | 182.6 | 1.7 | 704.5 | 23.6 |
| | 红枣小米粥 | 小米 | 30 | | | | | | | | | |
| | | 红枣 | 5 | | | | | | | | | |
| | 煮花生 | 花生 | 20 | | | | | | | | | |
| | 鸡肉炒柿子椒 | 柿子椒 | 100 | | | | | | | | | |
| | | 鸡肉 | 20 | | | | | | | | | |
| | 紫菜鸡蛋汤 | 紫菜 | 25 | | | | | | | | | |
| | | 鸡蛋 | 20 | | | | | | | | | |
| 全日调味品 | | 植物油 | 20 | 187.1 | 0.8 | 20.0 | 0.9 | 2.5 | 2918.6 | 0.1 | 17.4 | 0 |
| | | 盐 | 10 | | | | | | | | | |
| | | 酱油 | 10 | | | | | | | | | |
| 一日合计 | | | | 1978.4 | 68.7 | 56.9 | 309.7 | 787.4 | 3515.3 | 14.6 | 923.1 | 95.3 |
| 供给量标准 | | | | 2100.0 | 70.0 | | | 800.0 | 5000.0 | 15.0 | 800.0 | 60.0 |

## 三、更年期女性食疗养生食谱

1. 百合拌蜂蜜

(1) 配方：生百合50g，蜂蜜适量。

(2) 制法：将生百合与蜂蜜拌后煮熟，即可服用。

(3) 服法：临睡前适量服之。

(4) 适用人群：适用于心烦、失眠者。

2. 黑木耳红枣粥

(1) 配方：红枣20枚，黑木耳30 g，粳米100 g，冰糖150 g。

(2) 制法：黑木耳水发后撕成小块，红枣沸水泡后去核切丁，加糖煮20分钟，黑木耳与粳米熬成粥，调入枣丁，加入冰糖，再煮20分钟即可。

(3) 服法：佐早、晚餐食用。

(4) 适用人群：适用于失眠多梦、眠浅易醒、头晕心慌、健忘者。

3. 花旗参炖水鸭

(1) 配方：西洋参（花旗参）5 g，水鸭120 g，生姜1片。

(2) 制法：将水鸭去毛剖好切块略煮，西洋参洗净切片，加生姜，放入炖盅内加水250 ml，隔水炖2小时即可。

(3) 服法：每天饮用2次，每次1碗，早、晚各

1 次。

(4) 适用人群：适用于潮热、出汗、烦躁口渴、疲倦乏力者。

4. 灵芝炖乳鸽

(1) 配方：灵芝 3 g，乳鸽 1 只（重约 200 g），盐、味精、姜、葱、黄酒各适量。

(2) 制法：将乳鸽宰杀，除去毛和内脏，洗净，放入盅内，加水适量，再加入切成片的灵芝及各种调料，将盅放入锅内，隔水炖熟即可。

(3) 服法：每周 2～4 次，每次 200～300 ml。

(4) 适用人群：适用于腰膝酸痛、四肢无力、头晕、腹胀者。

5. 海蜇荸荠莲子汤

(1) 配方：海蜇 100 g，荸荠 60 g，莲子 20 g，盐、味精各少许。

(2) 制法：将海蜇切片，荸荠切成两半，与莲子一起放入锅中，加清水适量煮成汤，再加盐、味精即可。

(3) 服法：用作主餐汤食。

(4) 适用人群：适用于绝经期抑郁症。

6. 冰糖炖海参

(1) 配方：水发海参 50 克，冰糖适量。

(2) 制法：将海参放入锅中，加清水适量炖烂，加入冰糖再炖片刻即成。

(3) 服法：早、晚空腹食用。

(4) 适用人群：适用于绝经期肝肾不足引起的高血压。

# 附录三　更年期女性的中医药辅助治疗

中医学认为，女性绝经前后由于肾精渐虚、身体阴阳失调、脏腑功能紊乱、冲任二脉虚衰、胞宫失养而易患诸病。中医药主要从调理肾之阴阳平衡、通调冲任、荣养精气方面入手，临床辨证论治。

## 一、治疗更年期症状的常用中成药

具体用法见各药物说明书。

1. 坤泰胶囊　滋阴清热，安神除烦。用于更年期阴虚火旺引起的潮热面红、自汗盗汗、心烦不宁、失眠多梦、头晕耳鸣、腰膝酸软、手足心热。

2. 坤宝丸　滋补肝肾，镇静安神，养血通络。用于更年期肝肾阴虚引起的月经失调、潮热多汗、失眠健忘、心烦易怒、头晕耳鸣、咽干口渴、四肢酸楚、关节疼痛。

3. 更年安　滋阴潜阳，除烦安神。用于更年期出现的潮热汗出、眩晕耳鸣、烦躁失眠。

4. 大补阴丸　滋阴降火。适用于烘热汗出、潮热面红、眩晕耳鸣、心悸盗汗、腰背酸楚等以阴虚火旺为主者。

5. 乌鸡白凤丸　调经止带。适用于身体虚弱、腰背酸软、头晕耳鸣、精神恍惚、心悸乏力、心烦失眠、口唇色白等以气血不足为主者。

## 二、治疗更年期症状的方剂

以下治疗更年期症状的方剂可供参考，具体还需个案辨证论治。

1. 滋水清肝饮　出自高鼓峰《医宗己任编》。方药组成：熟地黄10 g，山药10 g，山茱萸10 g，牡丹皮10 g，茯苓10 g，泽泻10 g，白芍10 g，栀子10 g，酸枣仁10 g，当归10 g，柴胡6 g。功能：滋肾养阴，清肝泄热。适用于眩晕耳鸣、腰背酸软、口干口苦、烦热盗汗、失眠健忘等以肝肾阴虚兼内热为主者。

2. 加味逍遥散　出自《内科摘要》。方药组成：当归3 g，白芍3 g，茯苓3 g，炒白术3 g，柴胡3 g，牡丹皮1.5 g，炒栀子1.5 g，炙甘草1.5 g。功能：养血和营，清肝健脾。适用于潮热盗汗、心烦失眠、情绪不宁等以肝郁血虚为主者。

# 附录四　更年期健康体检的常用项目

1. 常用项目

（1）一般检查：内科、外科、眼科、耳鼻喉科、身高、体重、血压。

（2）抽血检查：血常规、肝功能、肾功能、血脂、血糖、肿瘤标志物。

（3）尿常规、粪常规。

（4）心电图、胸部 X 线片。

（5）肝、胆、胰、脾、肾 B 超，乳腺 B 超或钼靶。

（6）妇科常用检查：子宫颈细胞学检查，妇科 B 超。

（7）更年期女性还可以根据情况选择血清 FSH、LH、雌激素检查或骨密度检测（双能 X 线吸收法）。

2. 大众关注的几个指标

（1）血脂：查体时常用的血脂检查项目有总胆固醇（total cholesterol，TC）、甘油三酯（triglyceride，TG）、高密度脂蛋白胆固醇（high density lipoprotein-cholesterol，HDL-C）、低密度脂蛋白胆固醇（low density lipoprotein-cholesterol，LDL-C）、载脂蛋白 $A_1$（$ApoA_1$）和载脂蛋白 B（ApoB）。

大众常说的“高血脂”，就是甘油三酯和低密度脂蛋白胆固醇（俗称“坏胆固醇）过高，尤其是后者，可以增加冠心病和动脉粥样硬化的发生风险。值得注意的是，高密度脂蛋白胆固醇（俗称“好胆固醇”）有助于脂肪的消化和吸收。很多人认为，人体的胆固醇正常值都是相同的，其实不然。查体标注的正常值是健康人胆固醇的标准。心血管危险因素越高的人群，其“坏胆固醇”水平必须控制得越低。所以最好到医生那里咨询自己属于哪类人群后再判断是否血脂正常。

(2) 肿瘤标志物：是某些肿瘤细胞上存在或分泌、排到体液中的物质，可以为癌症的早期诊断提供依据。常见的肿瘤标志物与癌症的关系如下：甲胎蛋白 (alpha-fetal protein，AFP) →原发性肝癌；癌胚抗原 (carcinoembryonic antigen，CEA) →结/直肠癌；糖类抗原 (carbohydrate antigen，CA125) →卵巢癌；CA15-3→乳腺癌；CA19-9→胰腺癌、胆囊癌、胆管壶腹癌；CA72-4→胃癌；HE4→卵巢癌。若在查体中发现肿瘤标志物偏高，应到医院就诊，由医生做出进一步的检查和诊断。

(3) FSH、LH、雌二醇：如果围绝经期 FSH＞10 U/L，提示卵巢储备功能下降；FSH＞40 U/L，$E_2$＜20 pg/ml (73 pmol/L) 提示卵巢衰竭。

(4) 骨密度：绝经后女性骨量迅速流失，骨密度检测有助于了解骨量，判断有无骨量减少或骨质疏松。

最好使用双能X线吸收法（dual energy X-ray absorptiometry，DEXA）测定椎体和股骨的骨密度。如果骨密度低于同性别、同种族健康成年人的骨峰值1.0～2.5个标准差，称为骨量减少；如果骨密度低于同性别、同种族健康成年人的骨峰值＞2.5个标准差，称为骨质疏松（附表4-1）。

**附表4-1　骨量与T值**

| 骨量 | T值 |
| --- | --- |
| 正常 | T≥－1 |
| 骨量低下 | －2.5＜T＜－1 |
| 骨质疏松 | T≤－2.5，或者有脆性骨折史 |
| 重度骨质疏松 | T≤－2.5，合并一处或多处骨折 |

简单的骨密度筛查也可选用单光子吸收测定法（single-photon absorptiometry，SPA）、定量CT（quantitative computed tomography，QCT）及超声波（ultrasonic wave，US）等。

# 附录五　常用中老年保健操

## 一、眼保健操

总要领歌：指甲短，手洁净。遵要求，神入静。穴位准，手法正。力适度，酸胀疼。合拍节，不乱行。前四节，闭眼睛。后两节，双目睁。眼红肿，操暂停。脸生疖，禁忌证。做眼操，贵在恒。走形式，难见功。

第一节：按揉攒竹穴（附图 5-1A）

用双手拇指螺纹面分别按在两侧穴位上，其余手指自然放松，指尖抵在前额上。随音乐口令有节奏地按揉穴位，每拍一圈，做 4 个 8 拍。

第二节：按压睛明穴（附图 5-1B）

用双手示指螺纹面分别按在两侧穴位上，其余手指自然放松、握起，呈空心拳状。随音乐口令有节奏地上下按压穴位，每拍一次，做 4 个 8 拍。

第三节：按揉四白穴（附图 5-1C）

用双手示指螺纹面分别按在两侧穴位上，拇指抵在下颌凹陷处，其余手指自然放松、握起，呈空心拳状。随音乐口令有节奏地按揉穴位，每拍一圈，做 4 个 8 拍。

第四节：按揉太阳穴、刮上眼眶（附图 5-1D）

用双手拇指的螺纹面分别按在两侧太阳穴上，其余手指自然放松、弯曲。伴随音乐口令，先用拇指按揉太阳穴，每拍一圈，揉四圈。然后，拇指不动，用双手示指的第二个关节内侧，稍加用力从眉头刮至眉梢，2 个节拍刮 1 次，连刮 2 次。如此交替，做 4 个 8 拍。

第五节：按揉风池穴（附图 5-1E）

用双手示指和中指的螺纹面分别按在两侧穴位上，其余三指自然放松。随音乐口令有节奏地按揉穴位，每拍一圈，做 4 个 8 拍。

第六节：揉捏耳垂、足趾抓地（附图 5-1F）

用双手拇指和示指的螺纹面捏住耳垂正中的眼穴，其余三指自然并拢、弯曲。伴随音乐口令，用拇指和示指有节奏地揉捏穴位，同时用双脚全部足趾做抓地运动，每拍一次，做 4 个 8 拍。

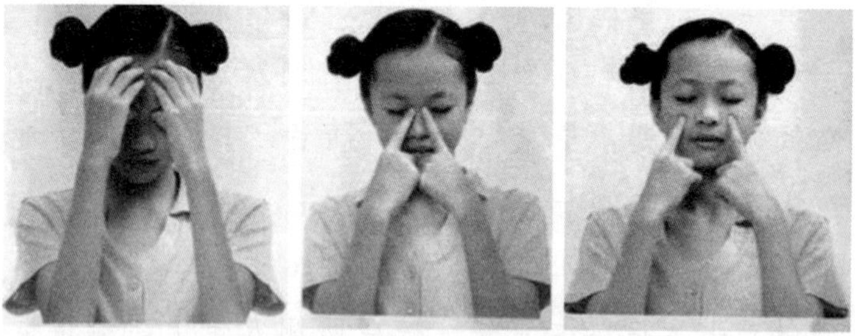

A　　B　　C

（续 图）

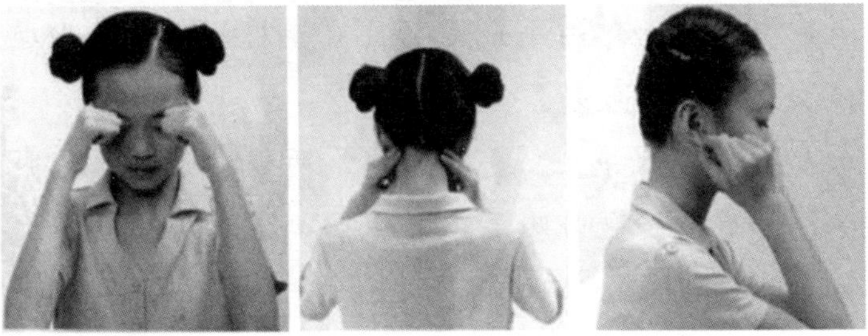

D　　E　　F

**附图 5-1　眼保健操**

注：A. 第一节；B. 第二节；C. 第三节；D. 第四节；E. 第五节；F. 第六节

## 二、健身气功八段锦

八段锦形成于12世纪，后在我国历代流传，形成许多练法和风格各具特色的流派，其动作简单易行，功效显著。古人把这套动作比喻为“锦”，意为动作舒展优美，如锦缎般优美、柔顺，又因为功法共为八段，每段一个动作，故名为“八段锦”。

八段锦的一整套动作都非常流畅柔和，在练习时会让人感到动静皆宜，且十分顺畅。练习“健身气功·八段锦”对中老年人的呼吸系统功能、上下肢力量、平衡能力、关节及神经系统灵活性有明显提高；可改善心血管功能状态，有利于缓解冠状动脉硬化、骨质疏松等疾病；在一定程度上可以提高细胞免疫功能，使机体的抗衰老能力增强，对延年益寿有良好作用；在改善心理健康方面也有良好效果。

起式：双脚并立，全身放松，两臂自然下垂，眼看前方。接着双脚微曲膝盖不超出脚尖，重心右移，向左迈出左脚与肩同宽，双脚伸直，双手内旋环抱于腹前，掌心向内，指尖相对，距离不超过 10cm，拇指不要翘起。同时双脚再次微曲。

第一式：双手托天理三焦

双手交叉于腹前，掌心向上，目视前方，接着吸气，双脚慢慢直立，双手在胸前翻掌，眼跟手走，双手举于头顶，低头双眼平视前方，两手打开，呼气，两臂分别从身体两侧下落于腹前，掌心向上，目视前方。同时双脚恢复到原来的微曲状态，重复动作 6 次。

第二式：左右开弓似射雕

重心右移，左脚左移，双臂交叉左手在前，膝关节缓慢伸直，双手向上交叉于胸前，目视前方，展臂拉弓，肘部抬平。两腿屈膝半蹲成马步，重心在中间，双眼目视左手示指指尖。重心右移，两手自然打开，右手向右划弧，双眼跟着右手动，左脚收回，两掌捧于腹前，掌心向上，目视前方。右式与左式相反。左、右式分别做 3 次。

第三式：调理脾胃须单举

两腿伸直，左手手心向内，指尖向上，从身前缓慢上举至头，同时吸气，翻掌于头顶，指尖向右。左手手心向下，指尖向前下按于髋旁，同时呼气，双手收回，屈膝。右式动作与左式相同，重复以上动作，左、右分别 3 次。

第四式：五劳七伤往后瞧

两膝伸直，双手下垂，掌心向后，目视前方，两臂外旋，掌心向外，头往左后方瞧，吸气，头部回正，呼气，同时两腿微屈，两臂内旋按于髋旁，指尖向前，目视前方。左、右动作分别重复 3 次。

第五式：摇头摆尾去心火

重心左移，右脚向右开步站立，同时双手向上举于头顶，掌心向上，指尖相对，目视前方，双腿成马步，同时两手打开从身体两侧下落反按于双腿上，重心右移，目视右脚背，右脚尖，右脚内侧，重心左移，看右脚后跟，头向后摇，重心在中间，目视前方。右式动作与左式相同，重复以上动作，左、右分别 3 次。

第六式：两手攀足固肾腰

双腿伸直，两臂向前、向上举起，掌心向前，目视前方，两掌下按于胸前，掌心向下，指尖相对，反穿双手从腰侧、腿侧到足背、足尖，抬头，抬手，手带动身体向上直立。重复上述动作 6 次。

第七式：攒拳怒目增气力

重心右移，左脚向左开步，两腿半蹲成马步，同时两掌握实拳，拇指在里，拳眼向上，用力向前出左拳，目视左拳，手指旋转打开，拇指向下，掌心向外，左臂外旋，掌心向上，收拇指，收四指握拳，拳眼向上，左手收回至腰侧。右式动作与左式动作相同，重复以上动作，左、右分别3次。

第八式：背后七颠百病消

双脚跟提起，吸气，目视前方，稍停，脚跟快速下落，呼气。重复动作7次。

收式：双掌内旋相叠于腹部，女性右手在内，男性左手在内。体态安详，周身放松，顺调呼吸，气沉丹田，心情愉悦。

视频网址：http://v.youku.com/v_show/id_XMjAzNTk3ODg=.html

带字幕版：http://v.youku.com/v_show/id_XMzQyNTE5MTY4.html

## 三、简便室内健身操

1. 梳头　首先直向梳刷，用木梳（别用塑料、金属制梳，最好是黄杨木梳，若无木梳，也可用手指代替）从前额经头顶部向后部梳刷，逐渐加快。梳时不要用力过猛，以防划破皮肤。接着斜向梳刷。先顺着头形梳，将头发梳顺，接着逆向梳，再顺着头形梳。

每分钟 20～30 下，每天 1 次，每次 3～5 分钟。这样可以刺激头皮神经末梢和头部经穴，通过神经和经络作用于大脑皮质，调节经络和神经系统，松弛头部神经，促进局部血液循环，达到消除疲劳、强身及促进头发生长的效果，对脑力劳动者尤为适宜。

2. 叩头　每天早晨或晚上睡前轻叩头部，以刺激头部穴位，能够调整人体的健康状况。全身直立，放松，双手握空拳举于头部，自然活动腕关节，用手指轻叩头部，先从前额向头顶部两侧叩击，然后再从头部两侧向头中央。次数视各人情况自定，一般 50 次左右为好。

3. 击掌　两手前平举，呈 90°角，两手五指伸直展开。然后用力击掌，越响越好。击掌主要是刺激两手上的相应穴位，一般在 20 次左右。

4. 浴手　浴手是保健按摩中的一种。取习惯体位，排除杂念，心静神凝，耳不旁听，目不远视，意守肚脐，两手合掌由慢到快搓热。

5. 搓耳　耳郭上有很多穴位。用两手示指、中指、无名指，前后搓擦耳郭，刺激分布在耳郭上的各个穴位。次数多少也是视各人情况而定，一般以 20 次左右为好。

## 四、起床健身操

1. 睡醒时，躺在床上做几分钟保健操

(1) 用手指梳头1分钟：将手指张开，当成是梳子，然后从前额向后一次梳理。这样的动作能够有效唤醒脑部细胞，增加脑部血液的流通，对于预防心脑血管疾病具有极大益处，还可以养发、生发。

(2) 轻揉耳郭1分钟：用双手手指沿着左、右耳郭，从前向后轻揉30次，从后向前轻揉30次，再上下轻揉30次，最后用双手轻拍左、右耳朵10次。耳朵上布满全身的穴位，这样做可使经络疏通，尤其对耳鸣、目眩、健忘等有防治之功效。

(3) 转动眼睛1分钟：睁开眼睛，顺时针转动眼球30次，逆时针转动30次，上下转动30次，再左右转动30次。尽快从沉睡中醒来，尤其能锻炼眼肌，提神醒目。

(4) 抚摩肚脐1分钟：首先将两手对搓至发热，然后交叉两手按摩肚脐。肚脐周围有很多穴位，按摩肚脐的神阙穴能防治脑卒中，按摩也具有提升和补气等功效。

(5) 左右翻身1分钟：在床上轻轻翻身。活动脊柱大关节和腰部肌肉。

2. 坐起时，在床上做伸展运动

(1) 伸懒腰：把枕头垫在背后，两手向后伸直并伸展身体，做伸懒腰的动作，然后自然双手上举、放平，并尽力向后扩展，接着反复深呼吸数次。

（2）扩胸腔：双手上举、扩展，可以使肋骨上拉、胸腔扩大，使膈肌活动加强，引发身体大部分肌肉收缩，从而加速血液循环，使血液迅速回流到全身，供给心脑系统足够的氧气和血液，以保持头脑清醒。深呼吸则可以激活肺细胞，促进肺泡工作。

3. 穿衣时，坐在床上做扩胸运动　首先将自己的左手从自己的肩部伸向后背，然后右手从底下拉住左手，胸部要挺起。饭后反向再做这样的动作，来回重复动作5次。

## 五、老年颈椎操

1. 翻天覆地　将头部向上仰起，尽自己最大的能力保持最高的位置，稍作停留，然后还原；接着再将头部弯曲看向地面，使得下颚紧靠在前胸，最后还原。

2. 哪吒探海　头颈伸向左前方，双目注视左前方，使颈部尽量保持伸长位置，停留片刻，然后还原；再使头颈伸向右前方，方法同前。

3. 犀牛望月　头颈向左后方尽力旋转，双目视左后上方天空，意想遥望月亮，停留片刻，然后还原；再使头颈转向右后方，方法同前。

4. 青龙饮水　将头颈向左右两侧平移转动，尽量将自己的下腭紧靠两侧肩部的中央位置。保持这个动作几秒，返回原位，接着再做同样的动作数次。

5. 放眼昆仑　自然站立，双脚略分开，与肩等宽，头颈向左转，双眼透过肩部注视左脚的昆仑穴（外踝的后侧），停留片刻，然后还原；再使头颈向右侧转动，方法同前。

6. 提肩缩颈　自然站立，双脚略分开，与肩等宽，双肩慢慢提起，颈部尽量往下缩，停留片刻后，双肩慢慢放下，头颈自然伸出；还原后再将双肩用力往下沉，头颈部向上拔伸，停留片刻后，双肩放松复原。

7. 与项争力　两手交叉置颈后，双手向前推颈部，头颈用力向后抵抗，头手相反用力，停留片刻，然后放松，进行下一个相同动作，最好连续完成 9 次。

8. 举头望明月，低头思故乡　将自己的头部抬到最大位置，切记动作一定要缓慢，根据自己的适应度来调整幅度，反复多做几次，能够有效地预防颈椎病的发生。

# 附录六　中国大陆部分地区更年期门诊名录

中国大陆部分地区更年期门诊名录见附表 6-1。

**附表 6-1　中国大陆部分地区更年期门诊名录**

| 地区 | 医院名称 | 地址 | 电话 | 出诊时间 |
| --- | --- | --- | --- | --- |
| 安徽省 | 安徽省立医院 | 安徽省合肥市庐江路 17 号 | 0551－118114（预约挂号），0551－62283114（总机） | 具体请致电咨询 |
| | 安徽医科大学第一附属医院 | 安徽省合肥市绩溪路 218 号 | 0551－62922114（查号台），0551－62922406（门诊），0551－62922018（医务处），0551－62922193（急诊） | 具体请致电咨询 |
| | 安徽省妇幼保健院 | 安徽省合肥市桐城街益民街 15 号 | 0551－62649714 | 具体请致电咨询 |
| | 芜湖市妇幼保健院 | 安徽省芜湖市中和路 4 号 | 0553－3825232（办公室） | 具体请致电咨询 |
| | 马鞍山市妇幼保健院 | 安徽省马鞍山市花山区佳山路 72 号 | 0555－2340333 | 具体请致电咨询 |
| 重庆市 | 陆军军医大学新桥医院 | 重庆市沙坪坝区新桥正街 | 023－68755000（总机），023－68755744（预约挂号） | 具体请致电咨询 |

(续　表)

| 地区 | 医院名称 | 地址 | 电话 | 出诊时间 |
|---|---|---|---|---|
| 重庆市 | 重庆市医科大学附属第一医院 | 重庆袁家岗友谊路1号 | 023—118114(预约挂号)，023—89012192(门诊挂号) | 具体请致电咨询 |
| | 重庆医科大学附属第二医院 | 重庆市临江路76号 | 023—63693000(医院总机),023—63693138(询问处) | 具体请致电咨询 |
| | 重庆市妇幼保健院 | 重庆市渝中区七星岗金汤街64号 | 023—63702844，023—63706054(咨询室) | 具体请致电咨询 |
| | 陆军军医大学第一附属医院(重庆西南医院) | 重庆市沙坪坝区高滩岩正街30号 | 023—68754000(总机) | 具体请致电咨询 |
| 福建省 | 福建省妇幼保健院 | 福建省福州市道山路18号 | 0591—88310866(预约挂号)，0591—87557800(导诊台) | 具体请致电咨询 |
| | 厦门市妇幼保健院 | 福建省厦门市镇海路10号 | 0592—2662020(总机) | 具体请致电咨询 |
| | 福建省立医院 | 福建省福州市东街134号 | 0591—87557768(总机),转8051(门诊部),转8059(导诊台) | 具体请致电咨询 |
| | 福建医科大学附属协和医院 | 福建省福州市鼓楼区新权路29号 | 0591—83357896(总机) | 具体请致电咨询 |
| 甘肃省 | 兰州大学第一医院 | 甘肃省兰州市东岗西路1号 | 0931—8625200(总机)转6801 | 具体请致电咨询 |
| | 兰州大学第二医院 | 甘肃省兰州市城关区萃英门82号 | 0931—8942262，0931—8942289 | 具体请致电咨询 |

（续 表）

| 地区 | 医院名称 | 地址 | 电话 | 出诊时间 |
| --- | --- | --- | --- | --- |
| 甘肃省 | 甘肃省妇幼保健院 | 甘肃省兰州市七里河区七里河北街143号 | 0931－2338611 | 具体请致电咨询 |
| | 甘肃省人民医院 | 甘肃省兰州市东岗西路204号 | 0931－8281114，0931－8281763(门诊) | 具体请致电咨询 |
| | 兰州市妇幼保健院 | 甘肃省兰州市城关区五泉西路74号 | 0931－8127368(办公室) | 具体请致电咨询 |
| | 甘肃省康复中心医院 | 甘肃省兰州市团结新村19号 | 0931－8610843，0931－8614094 | 具体请致电咨询 |
| 广东省 | 中山大学孙逸仙纪念医院 | 广东省广州市沿江西路107号（本院）；广州市海珠区盈丰路33号（南院） | 020－81332199(总机)，020－81332372(门诊咨询)，020－81332517(门诊办公室) | 具体请致电咨询 |
| | 南方医科大学珠江医院 | 广东省广州市工业大道中253号 | 020－61643888(总机)，020－62782020(挂号咨询) | 具体请致电咨询 |
| | 广州市妇女儿童医疗中心 | 广东省广州市金穗路9号 | 020－81886332 | 具体请致电咨询 |
| | 佛山市第一人民医院 | 广东省佛山市禅城区岭南大道北81号 | 0757－83833633(总机)，0757－83163155(咨询) | 具体请致电咨询 |
| | 北京大学深圳医院 | 广东省深圳市福田莲花路1120号 | 0755－83923333(总机) | 具体请致电咨询 |
| | 深圳市妇幼保健院 | 广东省深圳市罗湖区人民北路116号C | 0755－ 82226227 | 具体请致电咨询 |

(续 表)

| 地区 | 医院名称 | 地址 | 电话 | 出诊时间 |
| --- | --- | --- | --- | --- |
| 广东省 | 惠州市第一妇幼保健院 | 广东省惠州市河南岸演达四路5号 | 0752－7806333 | 具体请致电咨询 |
| 广西壮族自治区 | 广西医科大学附属第一医院 | 东院：广西壮族自治区南宁市双拥路6号；西院：广西壮族自治区南宁市大学西路32号 | 0771－5359339(东院咨询)，0771－5353014(急诊)，0771－5356563(办公室)，0771－3277068(西院咨询) | 具体请致电咨询 |
| | 广西壮族自治区妇幼保健院 | 广西壮族自治区南宁市新阳路225号 | 0771－3153941 | 具体请致电咨询 |
| 贵州省 | 贵州医科大学附属医院 | 贵州省贵阳市贵医街28号 | 0851－6855119 | 具体请致电咨询 |
| | 遵义医科大学附属医院 | 贵州省遵义市大连路149号 | 0852－8608999 | 具体请致电咨询 |
| | 贵州省人民医院 | 贵州省贵阳市中山东路83号 | 0851－5922979 | 具体请致电咨询 |
| | 贵州省妇幼保健院 | 贵州省贵阳市瑞金南路63号 | 0851－5965786 | 具体请致电咨询 |
| 海南省 | 海南省妇幼保健院 | 海南省海口市龙昆南路15号 | 0898－36689306，0898－36689211 | 具体请致电咨询 |
| | 海南医学院第一附属医院 | 海南省海口市龙华路31号 | 0898－66772248 | 具体请致电咨询 |
| 河北省 | 河北医科大学第二医院 | 河北省石家庄市和平西路215号 | 0311－87046901(总机)，0311－66002999(咨询) | 具体请致电咨询 |
| | 河北省人民医院 | 河北省石家庄市新华区和平西路348号 | 0311－85989696(总机) | 具体请致电咨询 |
| 河南省 | 郑州大学第一附属医院 | 河南省郑州市二七区建设东路1号 | 0371－66913114(总机) | 具体请致电咨询 |

（续 表）

| 地区 | 医院名称 | 地址 | 电话 | 出诊时间 |
|---|---|---|---|---|
| 河南省 | 洛阳市妇幼保健院 | 河南省洛阳市新区高铁龙门站对面 | 0379－63258363 | 具体请致电咨询 |
| | 郑州大学第二附属医院 | 河南省郑州市经八路2号 | 0371－63934118 | 具体请致电咨询 |
| | 郑州市妇幼保健院 | 河南省郑州市金水区金水路41号 | 0371－63883125 | 具体请致电咨询 |
| | 郑州大学第五附属医院 | 河南省郑州市二七区京广北路中段康复前街3号 | 0371－66902016 | 具体请致电咨询 |
| 黑龙江省 | 哈尔滨医科大学附属第一医院 | 黑龙江省哈尔滨市南岗区大直街199号 | 0451－85556000（总机），0451－85555555（预约） | 具体请致电咨询 |
| | 哈尔滨医科大学附属第二医院 | 黑龙江省哈尔滨南岗区保健路148号 | 0451－86662961（总机），0451－86605612（门诊） | 具体请致电咨询 |
| | 哈尔滨市妇幼保健院 | 黑龙江省哈尔滨市道里区中医街51号 | 0451－83151908 | 具体请致电咨询 |
| | 大庆油田总医院 | 黑龙江省大庆市萨尔图区中康街9号 | 0459－5994114（总机），0459－5805999（咨询） | 具体请致电咨询 |
| 湖北省 | 华中科技大学同济医学院附属协和医院 | 湖北省武汉市解放大道1095号 | 027－83662688（总机），027－83663298（咨询） | 具体请致电咨询 |
| | 华中科技大学同济医学院附属湖北省妇幼保健院 | 湖北省武汉市洪山区武珞路745号 | 027－87884730（总值班室），027－87862877（咨询） | 具体请致电咨询 |
| | 华中科技大学同济医学院附属同济医院 | 湖北省武汉市解放大道1095号 | 027－83662688（总机），027－83663298（咨询） | 具体请致电咨询 |

（续　表）

| 地区 | 医院名称 | 地址 | 电话 | 出诊时间 |
| --- | --- | --- | --- | --- |
| 湖北省 | 武汉大学中南医院 | 湖北省武汉市武昌区东湖路169号 | 027－67812888（总机），027－67813167（急救） | 具体请致电咨询 |
| | 武汉大学人民医院（湖北省人民医院） | 湖北省武汉市武昌区张之洞路（原紫阳路）99号解放路238号 | 027－88041911（总机），转85314－85539（门诊导医） | 具体请致电咨询 |
| | 三峡大学附属仁和医院 | 湖北省宜昌市夷陵大道410号 | 0717－6554877 | 周二、周五上午，周三全天 |
| | 宜昌市妇幼保健院 | 湖北省宜昌市伍家岗区夷陵大道148号 | 0717－6475207（院办），0717－6457120（妇产科咨询） | 具体请致电咨询 |
| | 宜昌市中心人民医院 | 湖北省宜昌市伍家岗区夷陵大道183号 | 0717－6486947，0717－6483495（院办） | 具体请致电咨询 |
| | 宜昌市第一人民医院 | 湖北省宜昌市解放路2号 | 0717－6222800（总机） | 具体请致电咨询 |
| | 襄阳市中心医院 | 湖北省襄阳市襄城荆州街136号 | 0710－3523491（预约挂号） | 具体请致电咨询 |
| | 襄阳市妇幼保健院 | 湖北省襄阳市檀溪路35号（襄城院区）湖北省襄阳市春园路12号（樊城院区） | 0710－3513117（襄城区咨询），0710－3274170（樊城区咨询） | 具体请致电咨询 |
| | 十堰市妇幼保健院 | 湖北省十堰市人民北路62号 | 0719－8663279（院办），13687212232（值班电话） | 具体请致电咨询 |
| | 太和医院 | 湖北省十堰市人民南路32号 | 0719－8801880（患者咨询中心） | 具体请致电咨询 |

（续 表）

| 地区 | 医院名称 | 地址 | 电话 | 出诊时间 |
|---|---|---|---|---|
| 湖北省 | 黄冈市中心医院 | 湖北省黄冈市考棚街 11 号 | 0713－8625054 | 具体请致电咨询 |
| 湖南省 | 中南大学湘雅医院 | 湖南省长沙市湘雅路 87 号 | 0731－84328888 | 具体请致电咨询 |
| | 中南大学湘雅二医院 | 湖南省长沙市人民中路 139 号 | 0731－85295666 | 具体请致电咨询 |
| | 湖南省妇幼保健院 | 湖南省长沙市湘春路 53 号 | 0731－84332201 | 具体请致电咨询 |
| | 长沙市妇幼保健院 | 湖南省长沙市城南东路 416 号 | 0731－84136959 | 具体请致电咨询 |
| | 衡阳市妇幼保健院 | 湖南省衡阳市解放路 89 号 | 0734－8223268 | 具体请致电咨询 |
| | 湘潭市中心医院 | 湖南省湘潭市雨湖区和平路 120 号 | 0731－58265025 | 具体请致电咨询 |
| | 浏阳市集里医院 | 湖南省长沙市浏阳市金沙北路 434 号 | 0731－83626977 | 具体请致电咨询 |
| 吉林省 | 长春市妇产医院 | 吉林省长春市南关区西五马路 555 号 | 0431－82903600（总机），0431－82903633（门诊），0431－82903600（咨询） | 具体请致电咨询 |
| | 吉林大学白求恩第一医院 | 吉林省长春市新民大街 71 号（总院），吉林省长春市吉林大路 3302 号（分院） | 0431－88782222（总机），0431－85612345（院服务台），0431－88782120（急救），0431－84808114（分院） | 具体请致电咨询 |
| | 吉林省妇幼保健院 | 吉林省长春市建政路 1051 号 | 0431－86100011（总机） | 具体请致电咨询 |

（续 表）

| 地区 | 医院名称 | 地址 | 电话 | 出诊时间 |
|---|---|---|---|---|
| 江苏省 | 江苏省妇幼保健院 | 江苏省南京市江东北路368号 | 025－86211033（总机），025－86211033转8211、8112（专家门诊咨询电话） | 具体请致电咨询 |
| | 东南大学附属中大医院 | 江苏省南京市鼓楼区丁家桥87号 | 025－83272114，025－83272173（妇科更年期门诊），025－83272420（生殖内分泌门诊） | 周一、周三、周四全天 |
| | 南京市妇幼保健院 | 江苏省南京市莫愁路天妃巷123号 | 025－52226777（总机） | 具体请致电咨询 |
| | 无锡市妇幼保健院 | 江苏省无锡市槐树巷48号 | 0510－82725161（总机），0510－82713324（咨询） | 具体请致电咨询 |
| | 苏州市立医院 | 江苏省苏州市沧浪区道前街26号 | 0512－69009090（总机） | 具体请致电咨询 |
| | 苏州大学附属第一医院 | 江苏省苏州市十梓街188号 | 0512－65223637（总机） | 具体请致电咨询 |
| | 常州市妇幼保健院 | 江苏省常州市博爱路16号 | 0519－88108181（总机） | 具体请致电咨询 |
| | 镇江市妇幼保健院 | 江苏省镇江市正东路20号 | 0511－84425601（总值班），0511－84448272（服务台） | 具体请致电咨询 |
| | 扬州市妇幼保健院 | 江苏省扬州市广陵区国庆路395号 | 0514－87361181（服务台） | 具体请致电咨询 |
| | 南通市妇幼保健院 | 江苏省南通市青年西路158号 | 0513－59008001（院办公室） | 具体请致电咨询 |
| | 泰州妇产医院 | 江苏省泰州市海陵区东风南路568号 | 400－069－1616 | 具体请致电咨询 |

（续　表）

| 地区 | 医院名称 | 地址 | 电话 | 出诊时间 |
| --- | --- | --- | --- | --- |
| 江苏省 | 徐州市妇幼保健院 | 江苏省徐州市和平路46号 | 0516－83909191（门诊预约） | 具体请致电咨询 |
| | 连云港市妇幼保健院 | 江苏省连云港市新浦区苍梧路10号 | 0518－85820018（咨询预约） | 具体请致电咨询 |
| 京津地区 | 北京协和医院 | 北京市东城区东单帅府园1号（东院），北京市西城区大木仓胡同41号（西院） | 010－69156114（总机），010－69155564（东院咨询台），010－69158010（西院咨询台） | 具体请致电咨询 |
| | 首都医科大学附属北京妇产医院 | 北京市朝阳区姚家园路251号 | 010－52276666，转3304 | 周一至五 |
| | 北京大学人民医院 | 北京市西城区西直门南大街11号（新院），西城区阜内大街133号（老院） | 010－88326666（新院总机），010－66583666（老院总机） | 周一、周二全天，周三下午，周四全天，周五上午 |
| | 北京医院 | 北京市东城区东单大华路1号 | 010－85133232（预约挂号），010－65282171（医疗热线） | 具体请致电咨询 |
| | 北京大学第一医院 | 北京市西城区西安门大街1号 | 010－83572211（总机） | 具体请致电咨询 |
| | 北京大学第二医院 | 北京市海淀区花园北路49号 | 010－82266699（总机） | 具体请致电咨询 |
| | 解放军总医院第三医学中心 | 北京市海淀区永定路69号 | 010－57976114/57976688（总机），010－57976508（挂号咨询） | 具体请致电咨询 |

**(续　表)**

| 地区 | 医院名称 | 地址 | 电话 | 出诊时间 |
|---|---|---|---|---|
| 京津地区 | 天津市中心妇产科医院 | 天津市南开区南开三马路156号 | 022－58287742(导诊台),022－58287388(咨询) | 具体请致电咨询 |
| | 武警特色医学中心 | 天津市河东区成林道220号 | 022－60578114(查号台) | 具体请致电咨询 |
| 辽宁省 | 中国医科大学附属盛京医院 | 辽宁省沈阳市和平区三好街36号(南湖院区);铁西区滑翔路39号(滑翔院区) | 024－96615(总机) | 具体请致电咨询 |
| | 辽宁省妇幼保健院 | 辽宁省沈阳市和平区沙阳路240号 | 024－23391486 | 具体请致电咨询 |
| | 北部战区总医院和平分院 | 辽宁省沈阳市和平区光荣街5号 | 024－23866428(总机) | 具体请致电咨询 |
| 内蒙古自治区 | 内蒙古自治区妇幼保健院 | 内蒙古自治区呼和浩特市公园东路6号 | 0471－6691045 | 具体请致电咨询 |
| 宁夏回族自治区 | 宁夏医科大学总医院 | 宁夏回族自治区银川市金凤区宁安东巷1号 | 0951－6744457 | 具体请致电咨询 |
| | 宁夏妇幼保健院 | 宁夏回族自治区银川市兴庆区文化东街174号 | 0951－6025593 | 具体请致电咨询 |
| 青海省 | 青海红十字医院 | 青海省西宁市城中区南大街55号 | 0971－8247545 | 具体请致电咨询 |
| | 青海省人民医院 | 青海省西宁市城东区共和路2号 | 0971－8177911 | 具体请致电咨询 |

(续 表)

| 地区 | 医院名称 | 地址 | 电话 | 出诊时间 |
| --- | --- | --- | --- | --- |
| 山东省 | 山东省立医院 | 山东省济南市经五纬七路324号(总院);山东省济南市历下区奥体中路9677号(东院) | 0531—96717120/58675120(预约),0531—68777114,0531—87938911(总机) | 具体请致电咨询 |
| | 山东大学齐鲁医院 | 山东省济南市文化西路107号 | 0531—82169114(总机),0531—82169305(急救) | 具体请致电咨询 |
| | 青岛大学附属医院 | 山东省青岛市江苏路16号(总院) | 0532—82911847(总院咨询),0532—82918181(黄岛咨询),0532—82913225(东部咨询),0532—82912729(市北院区),0532—82911219(挂号处) | 具体请致电咨询 |
| | 青岛市市立医院(集团) | 山东省青岛市胶州路1号(西院);山东省青岛市东海中路5号(东院) | 0532—82789159(西院导医),0532—88905062(东院导医) | 具体请致电咨询 |
| | 山东大学附属山东省妇幼保健院 | 山东省济南市经十东路238号 | 0531—88550454(办公室),0531—85187266(健康热线) | 具体请致电咨询 |
| | 烟台毓璜顶医院 | 山东省烟台市芝罘区毓东路20号 | 0535—6691999(总机) | 具体请致电咨询 |
| | 淄博市妇幼保健院 | 山东省淄博市张店区杏园东路11号 | 0533—2182991(总机),0533—2157666(急诊) | 具体请致电咨询 |

（续　表）

| 地区 | 医院名称 | 地址 | 电话 | 出诊时间 |
| --- | --- | --- | --- | --- |
| 山西省 | 山西医科大学第一医院 | 山西省太原市解放南路85号 | 0351－4639114（总机） | 具体请致电咨询 |
| | 太原市妇幼保健院 | 山西省太原市南内环街122号 | 0351－3317857 | 具体请致电咨询 |
| 陕西省 | 西安交通大学第一附属医院 | 陕西省西安市雁塔西路277号 | 029－85323338 | 具体请致电咨询 |
| | 西安市第四医院 | 陕西省西安市解放路21号 | 029－87480721 | 具体请致电咨询 |
| | 空军军医大学西京医院 | 陕西省西安市长乐西路15号 | 029－84775507 | 具体请致电咨询 |
| | 陕西省人民医院 | 陕西省西安市碑林区黄雁村友谊西路256号 | 029－85251331 | 具体请致电咨询 |
| 上海市 | 复旦大学附属妇产科医院（上海市红房子妇产科医院） | 上海市黄浦区大林路358号（黄浦院区）；上海市杨浦区沈阳路128号（杨浦院区） | 021－33189900（总机） | 黄浦院区围绝经门诊：周一至周二下午，周四至周五下午<br>杨浦院区围绝经门诊：周三上午 |
| | 上海市上海市第一妇婴保健院 | 上海市静安区长乐路536号（西院）；上海市浦东新区高科西路2699号（东院） | 021－54035206（总机） | 具体请致电咨询 |

（续 表）

| 地区 | 医院名称 | 地址 | 电话 | 出诊时间 |
| --- | --- | --- | --- | --- |
| 上海市 | 中国福利会国际和平妇幼保健院 | 上海市徐汇区衡山路910号 | 021－64070434 | 具体请致电咨询 |
| | 上海交通大学医学院附属瑞金医院 | 上海市嘉定区希望路999号（总院）；上海市黄浦区瑞金二路197号(北院) | 021－67888999（总院）；021－64370045(北院) | 具体请致电咨询 |
| | 上海市第六人民医院 | 上海市徐汇区宜山路600号(总院)；上海市浦东新区南汇新城环湖西三路222号(东院) | 021－64369181（总院）；021－38297000(东院) | 具体请致电咨询 |
| | 上海市第一人民医院 | 上海市虹口区海宁路100号 | 021－63240090 | 具体请致电咨询 |
| | 上海交通大学附属第一人民医院松江南院 | 上海市松江区新松江路650号 | 021－63240090 | 具体请致电咨询 |
| | 上海中医药大学附属曙光医院 | 上海市黄浦区普安路185号(西院)；上海市浦东新区张衡路528号(东院) | 021－20256666（总机） | 具体请致电咨询 |
| | 上海长海医院 | 上海市杨浦区长海路168号 | 021－31166666 | 具体请致电咨询 |
| | 上海市长宁区妇幼保健院 | 上海市武夷路773号 | 021－62288686 | 具体请致电咨询 |
| | 上海中医药大学附属龙华医院 | 上海市徐汇区宛平南路725号 | 021－64385700 | 具体请致电咨询 |
| | 上海中医药大学附属岳阳中西医结合医院 | 上海市虹口区甘河路110号 | 021－65161782 | 具体请致电咨询 |

（续 表）

| 地区 | 医院名称 | 地址 | 电话 | 出诊时间 |
|---|---|---|---|---|
| 四川省 | 四川大学华西第二医院 | 四川省成都市人民南路三段20号 | 028—85503740 | 具体请致电咨询 |
| | 四川省人民医院 | 四川省成都市一环路西三段32号 | 028—87773730 | 具体请致电咨询 |
| | 成都市妇女儿童中心医院 | 四川省成都市日月大道1617号 | 028—61866065 | 具体请致电咨询 |
| | 四川省妇幼保健院 | 四川省成都市金牛区抚琴路338号 | 028—87716346 | 具体请致电咨询 |
| | 成都市锦江区妇幼保健院 | 四川省成都市三官堂街3号 | 028—66250782 | 具体请致电咨询 |
| | 成都市仁济医院 | 四川省成都市东城下街24号 | 028—86633230 | 具体请致电咨询 |
| | 攀枝花市妇幼保健院 | 四川省攀枝花市炳草岗大街305号 | 0812—3333630 | 具体请致电咨询 |
| | 自贡市妇幼保健院 | 四川省自贡大安区大黄桶路49号 | 0813—2309103 | 具体请致电咨询 |
| 西藏自治区 | 西藏自治区人民医院 | 西藏自治区拉萨市林廓北路18号 | 0891—6371928（门诊部） | 具体请致电咨询 |
| 新疆维吾尔自治区 | 乌鲁木齐市妇幼保健院 | 新疆维吾尔自治区乌鲁木齐市解放南路344号 | 0991—8554005 | 具体请致电咨询 |
| | 新疆医科大学第一附属医院 | 新疆维吾尔自治区乌鲁木齐市鲤鱼山南路137号 | 0991—4362974（预约挂号） | 具体请致电咨询 |
| | 石河子大学医学院第一附属医院 | 新疆维吾尔自治区石河子市北二路107号 | 0993—2858573 | 具体请致电咨询 |
| 云南省 | 云南省第二人民医院 | 云南省昆明市青年路176号 | 0871—65156650（总机） | 具体请致电咨询 |

（续 表）

| 地区 | 医院名称 | 地址 | 电话 | 出诊时间 |
| --- | --- | --- | --- | --- |
| 云南省 | 昆明医科大学第二附属医院 | 云南省昆明市西山区麻园1号 | 0871－65351281（总机） | 具体请致电咨询 |
| | 昆明市妇幼保健院 | 云南省昆明市华山西路口5号 | 0871－63610265（导医台） | 具体请致电咨询 |
| | 昆明市延安医院 | 云南省昆明市人民东路245号 | 0871－63211101（预约挂号） | 具体请致电咨询 |
| | 昭通市第一人民医院 | 云南省昭通市昭阳区医卫路35号 | 0870－2152283（医务科） | 具体请致电咨询 |
| 浙江省 | 浙江大学医学院附属妇产科医院 | 浙江省杭州市学士路1号 | 0571－87087730（预约），0571－87061501（总机） | 具体请致电咨询 |
| | 杭州市第一人民医院 | 浙江省杭州市浣纱路261号 | 0571－56005600（总机） | 具体请致电咨询 |
| | 浙江省人民医院 | 浙江省杭州市上塘路158号（朝晖院区）；浙江省杭州市西湖区转塘双流642号（望江山院区） | 0571－85893889（预约挂号），0571－87666666（朝晖院区） | 具体请致电咨询 |
| | 浙江省立同德医院 | 浙江省杭州市西湖区古翠路234号 | 0571－89972000（总机） | 具体请致电咨询 |
| | 温州医科大学附属第 医院 | 浙江省温州市府学巷2号（老院）；浙江省温州市瓯海区南白象温医一院新院区（新院） | 0577－55578037（新院门诊部），0577－55579999（新院总机） | 具体请致电咨询 |
| | 湖州市妇幼保健院 | 浙江省湖州市吴兴区东街2号 | 0572－2030008（咨询） | 具体请致电咨询 |

（续　表）

| 地区 | 医院名称 | 地址 | 电话 | 出诊时间 |
|---|---|---|---|---|
| 浙江省 | 宁波市妇女儿童医院 | 浙江省宁波市海曙区柳汀街339号 | 0574－87083300（总机） | 具体请致电咨询 |
| | 杭州市萧山区第一人民医院 | 浙江省杭州市萧山区城厢街道市心路199号 | 0571－83807999（总机） | 具体请致电咨询0 |
| | 杭州市余杭区妇幼保健院 | 浙江省杭州市余杭区人民大道359号 | 0571－86224052（值班室） | 具体请致电咨询 |
| | 杭州市余杭区第一人民医院 | 浙江省杭州市临平迎宾路369号 | 0571－89369917 | 具体请致电咨询 |
| | 嘉兴市妇幼保健院 | 浙江省嘉兴市中环东路2468号 | 0573－83963131（总机），0573－82066132 | 具体请致电咨询 |
| | 桐乡市第一人民医院 | 浙江省嘉兴市桐乡市校场东路1918号 | 0573－88026601，0573－88023515 | 具体请致电咨询 |
| | 海盐县人民医院 | 浙江省嘉兴市海盐县朝阳东路275号 | 0573－86965916 | 具体请致电咨询 |
| | 温州市人民医院 | 浙江省温州市鹿城区仓后街57号 | 0577－88059166，0577－88883131 | 具体请致电咨询 |
| | 乐清市妇幼保健院 | 浙江省乐清市晨曦路105路 | 0577－62522028 | 具体请致电咨询 |
| | 台州市第一人民医院 | 浙江省台州市黄岩区横街218号 | 0576－84016757（咨询电话），0576－84120120（急诊） | 具体请致电咨询 |
| | 温岭市妇幼保健院 | 浙江省温岭市城东街道下保路102号 | 0576－86168016 | 具体请致电咨询 |
| | 绍兴市妇幼保健院 | 浙江省绍兴市越城区东街305号 | 0575－85138222，0575－85206780，0575－85206766 | 具体请致电咨询 |

（续 表）

| 地区 | 医院名称 | 地址 | 电话 | 出诊时间 |
| --- | --- | --- | --- | --- |
| 浙江省 | 金华市中心医院 | 浙江省金华市婺城区明月街351号 | 0579－82338512 | 具体请致电咨询 |
| | 衢州市妇幼保健院 | 浙江省衢州市柯城区蝴蝶路147号 | 0570－3023043 | 具体请致电咨询 |
| | 丽水市妇幼保健院 | 浙江省丽水市莲都区寿尔福路7号 | 0578－2154398(办公室) | 具体请致电咨询 |
| | 丽水市人民医院 | 浙江省丽水市莲都区大众街15号 | 0578－2780025(门诊),0578－2120120(急救) | 具体请致电咨询 |
| | 舟山市妇女儿童医院 | 浙江省舟山市定海区人民南路30号 | 0580－2065007(院办公室),0580－2065011(急救) | 具体请致电咨询 |
| | 宁海县妇幼保健院 | 浙江省宁波市宁海县跃龙街道兴宁中路51号 | 0574－65583243 | 具体请致电咨询 |
| | 慈溪市妇幼保健院 | 浙江省慈溪市白沙路街道二灶潭路1288号 | 0574－63388670 | 具体请致电咨询 |

# 附录七　更年期相关医学网站和专业杂志

## 一、更年期学术网站

1. 中华医学会妇产科学分会绝经学组官方网站
http://www.menopause.org.cn/
2. 中国生殖内分泌网
http://www.creonline.cn/
3. 国际绝经学会
http://www.imsociety.org/
4. 北美绝经学会
http://www.menopause.org/
5. 欧洲男女更年期学会
http://www.emas-online.org/
6. 澳大利亚更年期学会
http://www.menopause.org.au/

## 二、专业杂志

1. 中华妇产科杂志
2. 中国实用妇科与产科杂志

3. 中国妇幼保健杂志
4. 中国实用妇产科杂志
5. 现代妇产科进展
6. *Climacteric*（中文版，内部发行）